Nina Tamara Schneider

# HOW TO VEGAN

Facts & Lifehacks zur pflanzlichen Ernährung

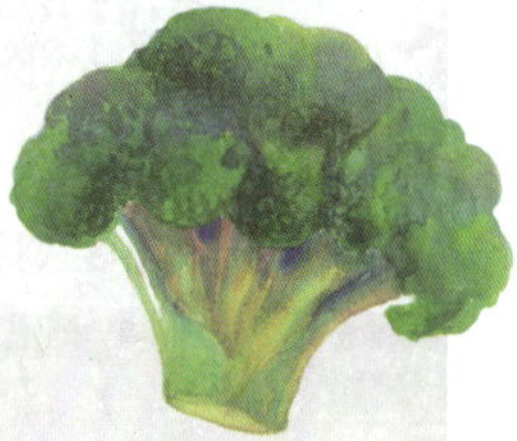

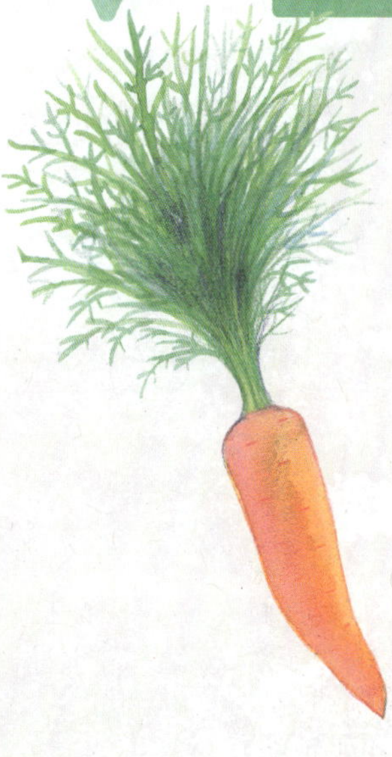

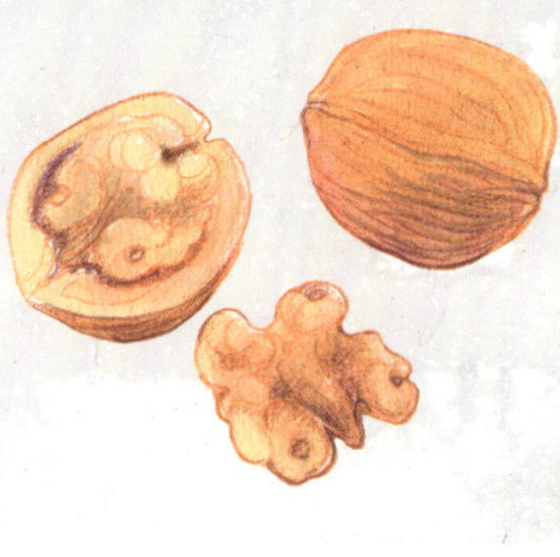

# INHALT



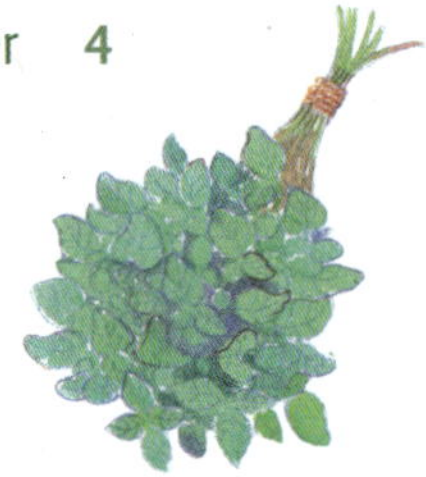



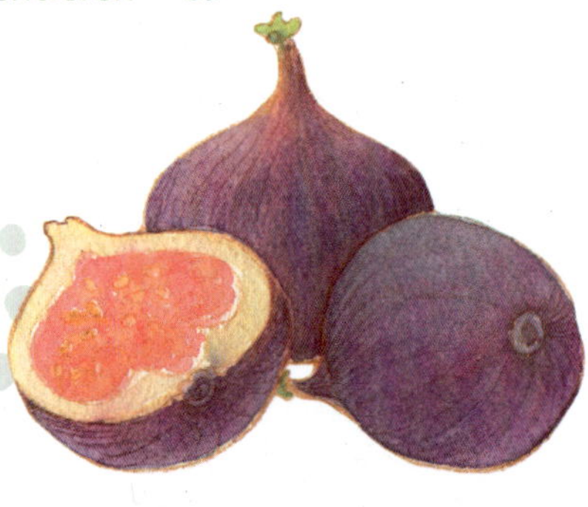

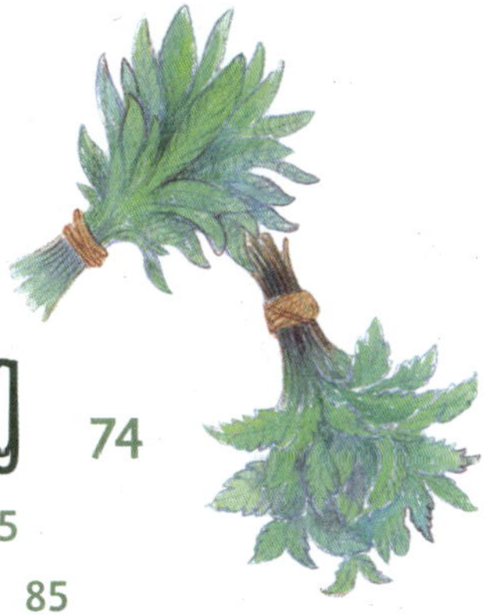

## 3 How to vegan im Alltag 74



## 4 Vegan ohne Bullshit 114



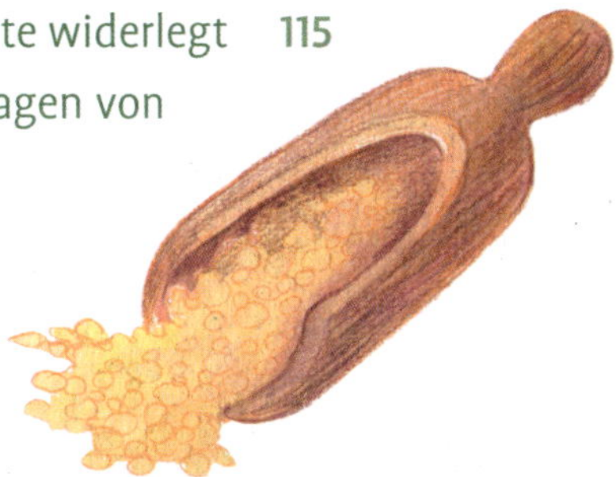

## Service 122



Nina's Rezepte

## Vorwort von Nina Tamara Schneider

### #GoVegan!

Wir schreiben das Jahr 2012. Mein 17-jähriges Ich sitzt fassungslos vor einem YouTube-Video, in dem die Verhältnisse in der industriellen Tierhaltung aufgedeckt werden. Den Salamitoast lasse ich achtlos neben mir liegen. Von jetzt auf gleich ist mein Entschluss gefasst: Ich esse kein Fleisch mehr. Wenige Tage später komme ich zu der Erkenntnis: Fleischverzicht ist mir nicht genug. Ich lebe jetzt vegan.

Vega-was? Ein Wort, das damals noch relativ unbekannt war. In den ersten Monaten musste ich mir die wenigen Infos über Veganismus im Internet selber zusammensuchen. Von meiner Familie bekam ich anfangs ein mattes Lächeln zu meiner neuen Ernährungsweise. Eine Freundin zeigte sich interessiert: „Ach, du lebst jetzt auch vegan? Machen ja momentan viele."

Der Trend, der sich schon damals ganz leicht abzeichnete, boomt heute. Mittlerweile schreiben wir 1,58 Millionen vegan lebende Menschen in Deutschland (Stand 2022). In jedem Discounter finden sich vegane Ersatzprodukte, und große Fast-Food-Ketten führen sogar vegane Burger.

Im selben Zuge häufen sich die Mythen und Falschinformationen rund um den Veganismus. Und auch die Herausforderungen für die Gestaltung einer gesunden, ausgewogenen veganen Ernährung steigen. Machen wir uns nichts vor: Die vegane Ernährung schränkt die Lebensmittelauswahl ein, denn plötzlich fallen ganze Lebensmittelgruppen weg, die vorher gute Nährstofflieferanten waren. Gleichzeitig ist die vegane Ernährungs- und Lebensweise emotionsbehaftet und stark diskutiert. Statt faktenbasierter Argumente werden oftmals irreführende, falsche Infos über den Veganismus verbreitet. Menschen entscheiden sich für eine vegane Ernährung, weil sie Trend ist oder weil sie sich mehr Gesundheit und weniger Kilos erhoffen. Nicht selten kehren sie dem Veganismus kurze Zeit später wieder den Rücken, weil aus ihren Hoffnungen nicht Realität geworden ist.

Dieses Buch soll dir als Leitfaden dienen, damit du beim Einkaufen und veganen Kochen gut gerüstet bist und dich vor der vielgefürchteten Mangelernährung schützen kannst. Es soll dir gute Gründe für den Veganismus liefern und dich über die falschen Gründe aufklären. Mit den Infos aus dem Buch kannst du dich vernünftig gegen Veganismusmythen verteidigen und erzählst gleichzeitig keine falschen Infos weiter.

Als Ernährungswissenschaftlerin mit mittlerweile mehr als zehn Jahren Erfahrung im Veganismus möchte ich dich mit Fakten aus der Wissenschaft vor dem einen oder anderen Fehler bewahren. Egal, ob du dich noch am Anfang deiner veganen Reise befindest, gerade mittendrin oder einfach nur neugierig bist – ich wünsche dir viel Spaß dabei.

## Vorwort von Dr. Markus Keller

wurde 2018 zum weltweit ersten Professor für vegane Ernährung berufen und leitet das Forschungsinstitut für pflanzenbasierte Ernährung (IFPE)

Noch ein Buch über vegane Ernährung? Ja, und zwar ein wichtiges! Gleich zu Beginn beschreibt Nina Tamara Schneider, wie es ihr als 17-Jährige erging, als sie – mit den Zuständen in der industriellen „Tierproduktion" konfrontiert – beschloss, ab sofort kein Fleisch mehr zu essen und sogar vegan zu leben. Auch wenn es bei mir schon etwas länger her ist, kam mir beim Lesen des Manuskripts einiges bekannt vor. Nach einem Schlachthofbesuch (bei dem ich „nur" das gewalttätige Abladen von Schweinen aus einem Tiertransporter mit ansehen konnte) hat es mir ebenfalls gereicht. Da war ich knapp 18 Jahre alt und wurde von einem Tag auf den anderen Vegetarier. Doch wie funktioniert eine fleischlose (und später auch vegane) Ernährung in der täglichen Praxis? Wie vermeide ich Eiweißmangel und bekomme ich genug Energie nur durch Pflanzennahrung? Die richtigen Informationen zur Beantwortung meiner Fragen mussten her. Doch damals, Mitte der 1980er Jahre, gab es noch kein Internet (auch wenn sich das junge Menschen heute nicht vorstellen können)! Die paar wenigen vorhandenen Bücher zum Thema Vegetarismus oder Infos von Tierschutz- und Vegetarier-Organisationen halfen mir zwar etwas weiter, aber nicht alle Informationen waren wissenschaftlich fundiert (was mir erst Jahre später klar wurde, als ich an der Uni Gießen Ernährungswissenschaft studierte). Wie hätte mir damals dieses Buch weitergeholfen!

Ganz besonders junge Menschen, die sich für eine vegane Ernährung entscheiden, haben entweder sehr viele Fragen oder informieren sich leider nicht umfassend genug, wie sich eine vollwertige pflanzliche Ernährung zusammensetzen sollte und worauf sie achten müssen. Diese Lücke schließt das vorliegende Buch von Nina Tamara Schneider. Neben den wichtigsten ethischen und ökologischen Argumenten für eine vegane Ernährung hat sie die entscheidenden Infos zu kritischen Nährstoffen, sinnvoller Nahrungsergänzung und positiven Gesundheitswirkungen und auch das 1 × 1 für einen gelungenen Ein- und Umstieg in die vegane Ernährung zusammengestellt. Abgerundet wird das Buch mit Antworten auf die gängigsten „Totschlagargumente", mit denen sich besonders Neu-Veganerinnen und -Veganer rumschlagen müssen. Das Ganze undogmatisch, wissenschaftlich fundiert und locker geschrieben.

Ich bin mir sicher, dass das Buch ganz besonders jungen Menschen eine wertvolle Hilfe sein wird, sich auf eine pflanzliche Ernährung umzustellen – ohne Mangelerscheinungen und mit vollem Gesundheitsnutzen!

1

# Warum vegan?

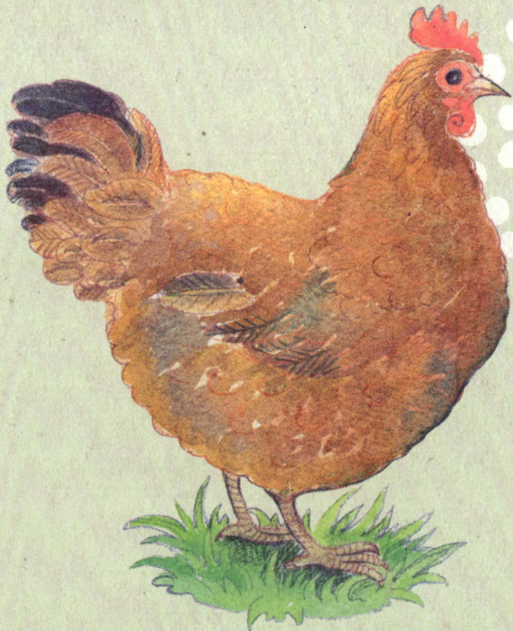

# WAS IST VEGANISMUS?

Der Veganismus als ethisch motivierte Lebensweise hat sich aus dem Vegetarismus entwickelt. Während Vegetarier nur auf Fleisch, Fisch, tierisches Lab und Gelatine verzichten, lehnen Veganer alle tierischen Lebensmittel ab. Das schließt auch Milch, Milchprodukte, Eier und Honig ein.

Darüber hinaus verzichten Veganer auch in ihrem sonstigen Alltagsleben auf Produkte tierischen Ursprungs. Statt Echtleder gibt es veganes Leder, das meist aus Kunststoffen hergestellt wird. Statt Tierwolle wird Baumwolle genutzt. Bei Kosmetik und Haushaltsprodukten achten Veganer darauf, dass diese keine tierischen Inhaltsstoffe enthalten und der Hersteller keine Tierversuche durchführt.

Vegane Kosmetikprodukte sind leicht an dem „Cruelty Free"-Gütesiegel zu erkennen.

Eine ausführliche Liste aller Firmen, die auf Tierversuche verzichten, liefert die Tierschutzorganisation *PETA Deutschland* auf ihrer Website.

Das Ziel des Veganismus ist es, Ausbeutung und Grausamkeit gegenüber Tieren zu reduzieren. Mit Ausbeutung ist hier die ungerechte Nutzung von Tieren gemeint. Grausamkeit gegenüber Tieren bezeichnet unsere Absicht, ihnen schaden zu wollen. Beides ist leider die Realität: Tiere werden von uns Menschen gezüchtet, eingesperrt und getötet, nur damit wir uns an ihren Bestandteilen und Produkten bereichern können.

Wo aber ziehen Veganer ihre Grenze? Verzichten sie auch auf Medikamente und Impfstoffe, wenn diese tierische Inhaltsstoffe enthalten oder unter Tierversuchen hergestellt wurden? Ist ein Veganer nicht mehr vegan, wenn er aus Versehen auf ein Insekt tritt? Eine Antwort findet sich in der Definition des Begriffs Veganismus durch die *Vegan Society*:

## DER VEGANISMUS IN DER DEFINITION DER *VEGAN SOCIETY*

**frei übersetzt aus dem Englischen:**

Der Veganismus ist eine Philosophie und Lebensweise, die versucht – soweit es möglich und praktisch durchführbar ist –, alle Formen der Ausbeutung von und Grausamkeit gegenüber Tieren für die Produktion von Lebensmitteln und Kleidung oder für andere Zwecke zu vermeiden.

Diese Definition kann ein Wegweiser für den veganen Alltag sein. Sie zeigt ganz genau auf, bis wohin der Veganismus reichen kann. Mit dem Zusatz „soweit es möglich und durchführbar ist" erklärt die *Vegan Society*, dass es Lebenssituationen gibt, in denen der Veganismus nur eingeschränkt durchführbar ist. Es geht also nicht darum, auf einen lebensrettenden Impfstoff oder ein heilendes Medikament zu verzichten, weil daran Tiere leiden oder sterben müssen. Stattdessen liegt der Fokus auf Veränderungen im Alltag, die das Zeichen setzen sollen:

Ich möchte mich mit meinem Verhalten klar gegen Tierausbeutung positionieren.

Vegan leben umfasst weit mehr als nur die Ernährung. Dieses Buch handelt nur vom Ernährungsaspekt. Alle Aspekte intensiv zu beleuchten, würde hier den Rahmen sprengen. Es gibt viele weitere spannende Bereiche der Tierschutzbewegung, die sich mit Grausamkeit gegenüber Tieren und mit Fragen der Tierethik in allen Lebenslagen auseinandersetzen.

→ Im Anhang findest du eine Sammlung von Lesetipps zu den Themen vegane Kleidung, Kosmetik, Tierversuche, Zoos oder Pelz.

# WAS VEGANER NICHT ESSEN (WOLLEN) UND WARUM

„Ich könnte nie auf Fleisch verzichten, da würde mir etwas fehlen. Ohne Fleisch fühle ich mich schwach."

Das habe ich selbst mit 16 Jahren im Ethikunterricht von mir gegeben. Ein Jahr später habe ich mich für eine vegane Lebensweise entschieden. Diese Worte haben sich in mein Gehirn eingebrannt. Heute schäme ich mich für meine unreflektierte Aussage. Denn es hat nur ein einziges (!) Video aus dem Schlachthaus benötigt, und ich bin von der Fleischliebhaberin zur Veganerin geworden. Für andere ist eine schockierende Dokumentation der Aha-Moment, und für dich sind es vielleicht die nächsten Seiten dieses Buches, die dich über die Tierausbeutung in unserem Alltag aufklären.

## Fleisch

Die meisten Menschen essen Fleisch, eben weil die meisten Menschen Fleisch essen. Viele sind sich nicht bewusst, dass da gerade ein Leichenteil auf ihrem Teller liegt. Es ist zu etwas Abstraktem geworden. Das zeigt sich auch in unserer Sprache: Wir essen nicht *das* Huhn oder *ein* Rind. Wir essen ein Steak, ein Schnitzel oder einfach Fleisch. Wir töten die Tiere nicht, wir schlachten sie. Wir sperren sie nicht ein, sondern halten sie. Wir müssen uns wieder vor Augen führen, dass Tiere kein Material sind, sondern Lebewesen. Für jedes Stück Fleisch auf dem Teller musste ein Tier sein Leben lassen.

In Deutschland wurden im Jahr 2020 ungefähr 53 000 000 Schweine, 3 000 000 Rinder und 623 000 000 Masthühner geschlachtet. Bis zu ihrer Schlachtung haben die wenigsten Tiere in der konventionellen Tierhaltung Sonnenlicht gesehen. Selbst die Tiere in Biobetrieben werden ausgebeutet und schließlich getötet, auch wenn sie bis dahin in größeren Ställen aufwachsen konnten.

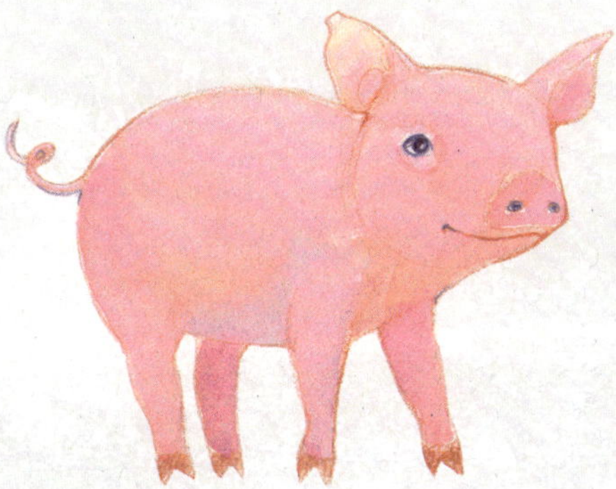

Fast alle Tiere, die auf unseren Tellern landen, haben ihr Dasein verborgen vor der Öffentlichkeit in der Massentierhaltung gefristet. Dort müssen sehr viele Tiere auf sehr wenig Platz zusammenleben. Die Tierschutz-Nutztierhaltungsverordnung schreibt pro Schwein zum Beispiel eine Mindestbodenfläche von nur 0,75 bis 1 $m^2$ vor. Mehr als die Hälfte aller Schweinemastbetriebe halten 1 000 bis 5 000 Schweine in Gruppengrößen von bis zu 350 Tieren. Das geht mit jeder Menge Nachteilen für die Tiere einher: Schweine werden zum Beispiel verstümmelt, indem ihre Ringelschwänze abgeschnitten und ihre Zähne geschliffen werden, damit sie sich gegenseitig weniger leicht verletzen können, wenn sie so eng beieinander leben. Männliche Ferkel werden kastriert, da ihr Fleisch ansonsten einen unangenehmen Geschmack entwickeln kann. Erst seit 2021 ist dafür eine Betäubung vorgeschrieben.

Die auf Hochleistung im Sinne eines hohen Schlachtgewichts mit genau der richtigen Verfettung gezüchteten Schweine müssen auf sogenannten Vollspaltenböden leben. Diese eignen sich für die Intensivtierhaltung besonders, weil Kot und Harn zwischen den Ritzen abfließen können. Aber die Tiere können sich auf einem Spaltenboden auch leicht verletzen, und es kommt leichter zu Infektionen. So fand *Foodwatch* heraus, dass für 39 % aller Schweine, die im Jahr 2022 geschlachtet wurden, ein Krankheitsbefund vorlag. Darunter Leber- und Lungen-

entzündungen. Die unter Krankheiten und Dauerstress leidenden Tiere müssen daher regelmäßig mit Antibiotika behandelt werden, um die Mast zu überleben. Es kommt zu Antibiotikaresistenzen, die dazu führen, dass bakterielle Infektionen nicht mehr so leicht behandelt werden können.
Die Lage in deutschen Ställen ist schockierend. Millionen von Tieren leiden während ihres Lebens an Schmerzen und Krankheiten. Und jedes Jahr überleben Millionen von Tieren die Mast nicht oder werden aus wirtschaftlichen Gründen notgetötet, ohne dass ihr Fleisch gegessen wird. In Deutschland werden jährlich 13 600 000 Schweine im Müll entsorgt, weil sie zu krank oder verletzt sind, um als Nahrungsmittel genutzt zu werden.
Die Schlachtung von Schweinen in Intensivtierhaltung läuft fließbandartig ab, als handele es sich um Gegenstände, nicht um Lebewesen. Wer sich einmal ein Video einer Schweineschlachtung angesehen hat, erkennt aber die Angst in den Augen und hört die Verzweiflung im Quieken der Tiere. Sie werden in Gruppen oder einzeln in Kammern geleitet und dort entweder mit Gas oder mit einer Elektrozange betäubt. In vielen Fällen sind unbetäubte Schweine anwesend, während ihre Artgenossen betäubt und getötet werden.
Nach der Betäubung werden die Tiere an einem Hinterbein aufgehängt, durch einen Messerschnitt getötet und bluten aus. Anschließend werden sie zur Enthaarung in die Brühanlage geschoben. Der Schlachtungsprozess läuft nicht immer optimal ab. Immer wieder kommt es zu Fehlbetäubungen oder der Schnitt wird falsch gesetzt. Beides resultiert darin, dass die Tiere während des Ausblutens bei Bewusstsein sind. Aufgrund des hohen Zeitdrucks landen manche Tiere noch vor dem endgültigen Ausbluten in der Brühanlage. Sie werden also verbrüht, während sie noch wach sind.

GOOD TO KNOW:

## SPEZIESISMUS

So wird die moralische Diskriminierung von Lebewesen aufgrund ihrer Spezies genannt. Während wir unsere Hunde, Katzen & Co. hegen und pflegen, degradieren wir andere Tierarten zu Leistungserbringern. Obwohl sie nicht anders fühlen und dieselben Bedürfnisse haben wie unsere geliebten Haustiere. Welche Tiere wir bevorzugen, ist auch kulturell verankert. In einigen afrikanischen Ländern sind Hunde reine Nutztiere, die draußen leben müssen. In vielen Bundesstaaten Indiens dürfen Kühe nicht geschlachtet werden, weil sie als heilig gelten.

Tiere in Deutschland haben die Funktion als Leistungserbringer. Sie sollen uns mit Energie und Nährstoffen in Form ihres Muskelfleischs und mit ihren körpereigenen Produkten wie Muttermilch und unbefruchteten Eiern versorgen. Und die Schlachtnebenprodukte nutzen wir für die Herstellung von anderen Lebensmitteln, Tierfutter, Kosmetik und vielem mehr. So wird aus dem Bindegewebe in tierischer Haut und den Knochen die Gelatine für Süßigkeiten, Backwaren und Arzneimittel gewonnen.

## Fisch und andere Meerestiere

Fische sowie Krebs- und Weichtiere gehören zu den oft vergessenen Opfern auf unseren Tellern. Selbst Vegetarier werden gefragt, ob sie denn wenigstens noch Fisch essen würden. Und das, obwohl Vegetarismus als Ernährungsweise ohne tote Tiere definiert ist. Fische, Krebs- und Weichtiere sind ebenfalls Tiere!

GOOD TO KNOW:

### PESCETARIER

Vegetarier, die gelegentlich Fisch und teilweise auch Meeresfrüchte essen, werden als Pescetarier bezeichnet. Der Begriff leitet sich von der italienischen Bezeichnung für Fisch („pesce") ab.

Kein „Nutztier" wird weltweit so häufig getötet wie Fische. Und doch werden sie immer wieder in der tierethischen Debatte vergessen. Vielleicht weil sie von den meisten Menschen ungesehen in See- und Meerestiefen oder in versteckten Fischfarmen leben. Ein weiterer Grund für die fehlende Anteilnahme könnte die immer wieder aufflammende Schmerzdebatte sein. Spüren Fische überhaupt Schmerzen? Dieses Forschungsthema wird bei rund 30 000 verschiedenen Fischarten wohl nie ganz abgeschlossen sein. Bei einigen Fischarten wurden bereits Schmerzrezeptoren nachgewiesen. Es scheint artenspezifische Unterschiede zu geben, wie Fische Schmerzen wahrnehmen. Allen bisher untersuchten Fischarten gemeinsam

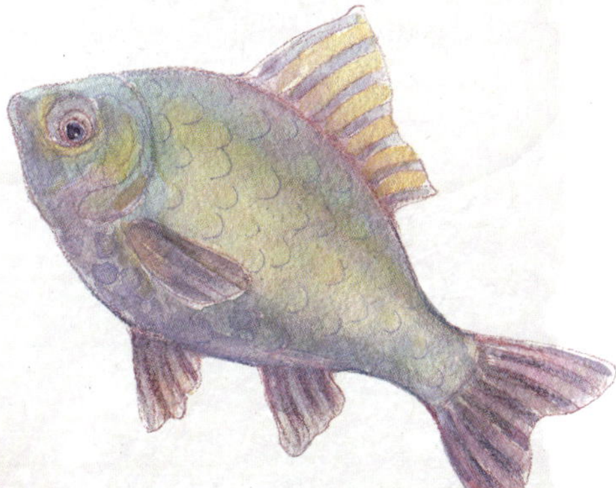

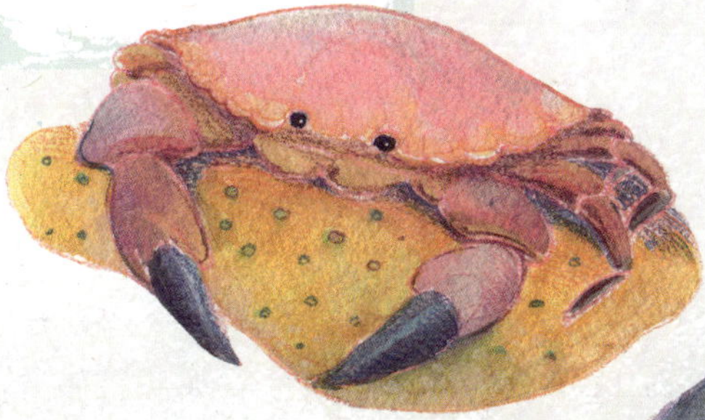

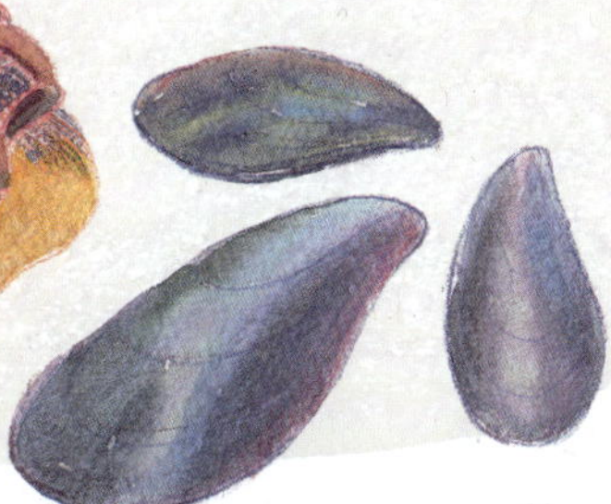

sind Verhaltensänderungen, wenn sie Schmerzen erfahren. Insgesamt zeigen die Studien viele Anhaltspunkte für ein Schmerzempfinden und ein Schmerzgedächtnis bei Fischen.
Weltweit werden beim kommerziellen Fischfang und innerhalb der Aquakultur jährlich bis zu 2 300 000 000 000 Fische gefangen. Im Beifang werden jährlich 100 000 000 Haie und Rochen und 300 000 Wale und Delfine getötet. Dazu kommen mehrere Hunderttausend Vögel, Schildkröten und Robben, die sinnlos verenden. Die Aquakultur, also die kontrollierte Aufzucht von Meerestieren, deckt etwa die Hälfte des weltweiten Fischkonsums. Süßwasserfische und Meerestiere, ob nun Lachse, Forellen, Thunfisch, Karpfen oder Krebstiere, werden in Becken, Netzgehegen oder Teichen auf kleinstem Raum bis zu ihrem Schlachtgewicht gezüchtet und dann getötet. Diese Haltung fördert Stress und Unruhe bei den Tieren, führt zu Verletzungen, Krankheiten und Parasitosen.
In Deutschland schreibt die Tierschutz-Schlachtverordnung eine Betäubung und schonende Schlachtung der Tiere vor. Aufgrund von Ausnahmeregelungen und fehlenden schonenden Tötungsverfahren ist eine solche aber nicht immer und nicht bei allen Fischarten gegeben. In anderen Ländern (auch in der EU) sind die Bestimmungen nicht so streng wie in Deutschland. So werden Fische in Mittelmeerländern weiterhin unbetäubt auf Eis gelegt, bis sie ersticken.

## Milch und Milchprodukte

Weibliche Säugetiere besitzen Milchdrüsen, um ihre Nachkommen zu säugen. Die systematische Nutzung von Tiermilch begann ungefähr vor 10 000 Jahren. Heute stammt unsere Milch hauptsächlich von Milchkühen, aber auch von Milchziegen oder -schafen, in einigen Fällen auch von Kamelen, Büffeln und Pferden. Milch und Milchprodukte sind fast nicht mehr aus der menschlichen Ernährung wegzudenken. 32,5 Millionen Tonnen Kuhmilch wurden in Deutschland im Jahr 2021 erzeugt – das entspräche 32 500 000 000 der üblichen Milchtüten.
Diese hohen Mengen können nur in der Intensivtierhaltung hergestellt werden. Aktuell gibt es etwa 4 000 000 Milchkühe in Deutschland, die jeweils täglich 30 bis 60 l Milch liefern müssen. Das ist eine sehr hohe Leistung – dementsprechend sind Entzündungen des Euters und Verletzungen bei den Tieren keine Seltenheit. In einer Untersuchung von 60 ökologischen Milchbetrieben stellte sich heraus, dass 54 % der Milchkühe an einer Euterentzündung litten.
Der Prozess der Milcherzeugung kurz erklärt: Die mindestens etwa 15 Monate alte Milchkuh wird künstlich befruchtet. Daraus entsteht nach neun Monaten ein Kälbchen, das die Erstmilch ihrer Mutter trinken darf. Danach wird das Kälbchen von der Mutterkuh entfernt. Handelt es sich um ein Weibchen, wird auch das später einmal Milch produzieren müssen. Männliche Kälber

## GOOD TO KNOW:

### MARKETINGTRICKS RUND UM DIE MILCH

Für Begriffe wie Weidemilch, Alpenmilch, Bergbauernmilch und Landmilch gibt es keine gesetzlichen Regelungen oder Standards. Wie die Hersteller von Alpenmilch die Alpenregion definieren, bleibt ihnen überlassen. So kann Alpenmilch auch aus dem Flachland rund um die Alpen statt aus dem Hochgebirge kommen. Die Idylle einer grasenden Kuh auf der Weide, die auf Biomilchverpackungen gerne gezeichnet wird, ist mit der Realität nicht immer vereinbar. Einige Hersteller drucken eine weidende Kuh auf ihre Verpackung, obwohl nur wenige bis gar keine der Zulieferbetriebe eine Weidehaltung anbieten.

werden an die Mast verkauft. Nur in Ausnahmefällen, bei der sogenannten muttergebundenen Kälberzucht, haben Kälber einen Kurzzeit- bis Dauerkontakt zu ihrer Mutter oder einer Amme. Wenn ihr Kalb weg ist, produziert die Mutter nur noch Milch für menschliche Konsumenten. Danach wird die Mutter erneut geschwängert und der Prozess wiederholt sich.
Während alldem steht die Mutterkuh mit den anderen Mutterkühen in einem Stall, meist in Laufstallhaltung (87 %) oder in Anbindehaltung (12 %) bzw. in einer Kombination aus beidem. Eine dauerhafte Anbindehaltung bedeutet, dass die Tiere ihr Leben lang oder mehrere Monate im Jahr fixiert nebeneinanderstehen und mehrmals am Tag gemolken werden. Sie können sich dabei wenig oder gar nicht bewegen. Übrigens: Auch in den kleinen Biobetrieben ist unter bestimmten Voraussetzungen eine Anbindehaltung erlaubt. Nur 31 % aller Milchkühe dürfen auf eine Weide. Es gibt auch keine klar definierten Vorgaben, wie lange eine Kuh auf der Weide stehen muss, damit man ihre Milch als „Weidemilch“ verkaufen darf. Der Begriff ist lebensmittelrechtlich nicht geschützt. Einzig das „Pro Weideland“-Label sagt etwas aus, denn es bedeutet, dass die milchgebende Kuh mindestens 120 Tage im Jahr auf der Weide war. Eine Anbindehaltung ist trotzdem erlaubt. Auch die Milch einer Kuh, die 120 Tage im Jahr auf der Weide steht und die restlichen 245 Tage im Stall, kann als Weidemilch deklariert werden. Sobald die Milchkuh unfrucht-

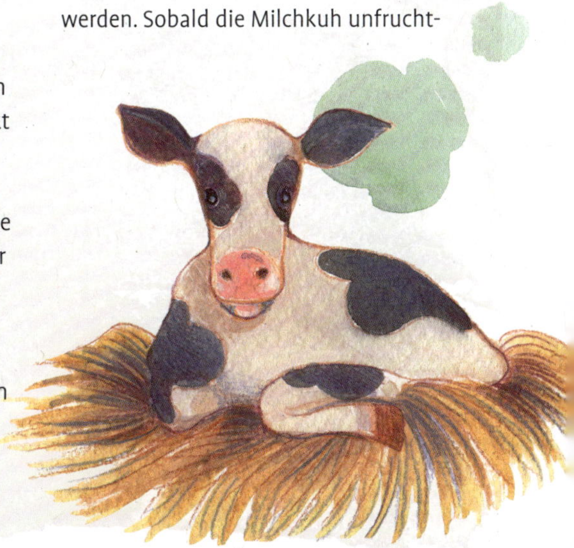

## GOOD TO KNOW:

### PARMESAN

Dass Parmesan nicht vegan ist, weil es sich um Käse aus Tiermilch handelt, sollte klar sein. Doch wusstest du, dass Parmesan, ein paar andere Hartkäsesorten und einige Frischkäsesorten nicht mal vegetarisch sind? Denn manche Käsesorten enthalten tierisches Lab, und dabei handelt es sich immer um Enzyme, die aus dem Magen geschlachteter Kälber gewonnen werden. Vegetarische Alternativen wären mikrobielles Lab oder pflanzliche Enzyme. Der Hersteller ist aber nicht verpflichtet, die Herkunft seines Labs anzugeben.

bar, zu krank oder zu schwach wird, kann sie unter finanziellen Gesichtspunkten nicht mehr gehalten werden und wird geschlachtet. Milchkühe werden durchschnittlich im Alter von 5,4 Jahren getötet, obwohl sie älter werden könnten. Die Nutz- und damit Lebensdauer von Tieren in der Landwirtschaft beträgt meist nur einen Bruchteil ihrer eigentlichen Lebenserwartung. Dass hinter einem Glas Milch ein Tier steckt, das möglicherweise genau in diesem Moment sein trostloses Dasein in einem engen Kuhstall fristet, vergessen wir gerne mal. Letztendlich nutzen wir die Kühe als milchproduzierende Maschinen und sehen sie nicht als Lebewesen, die wir streicheln und gernhaben möchten.

## Eier

2 000 000 Tiere werden jeden Tag (!) geschlachtet. Nur in Deutschland. Davon sind 1 700 000 Hühner. Das ist unvorstellbar, oder? Die wenigsten wissen, dass, wenn sie eine Packung Eier in den Einkaufswagen legen, sie damit aktiv die Tötung von Hühnern unterstützen.
Unter natürlichen Umständen würde eine Henne sich ein geschütztes Nest bauen, um ihre Eier darin auszubrüten und den Nachwuchs aufzuziehen. Doch die Massenproduktion von Eiern für den menschlichen Verzehr hat nichts mehr mit dem natürlichen Bruttrieb der Hennen zu tun:
62 % der Legehennen leben in Bodenhaltung. In der Regel handelt es sich um große, künstlich beleuchtete Hallen, in denen bis zu 200 000 Tiere leben. Bis zu 120 Hennen müssen sich eine Nestfläche von 1 $m^2$ teilen. Auf den Gitter-, Holz- oder Plastikböden verletzen sich die Tiere leicht. Und untereinander kommt es zu Kannibalismus und Federpicken. Eine Untersuchung der Universität Bern stellte bei 97 % der Legehennen ein gebrochenes Brustbein fest. Andere Untersuchungen erwiesen verschiedenste Knochenbrüche. Und das sowohl in der Käfig- als auch in der ökologischen Freilandhaltung. In großen Betrieben ist die Luft durch das ausgeschiedene Ammoniak stickig, was den Tieren das Atmen erschwert.
20 % der Legehennen leben in Freilandhaltung mit bis zu 30 000 Tieren. Die

Bedingungen sind genauso wie in der Bodenhaltung, nur dass die Tiere zeitlich beschränkten Zugang nach draußen haben. Die zusätzliche Außenfläche nutzt den Hühnern jedoch wenig – aus Angst vor Fressfeinden meiden sie große Flächen ohne Deckung. Die biologische Haltungsform unterscheidet sich nur in der Menge der Tiere pro Quadratmeter (sechs statt neun Hennen).
5 % aller Legehennen leben in Käfighaltung. Legebatterien sind heutzutage verboten, stattdessen leben die Hühner in Kleingruppenkäfigen. Erst ab dem Jahr 2026 sollen auch diese verboten sein. Nach gerade mal 12 bis 15 Monaten lässt die Legeleistung nach und die Hennen werden geschlachtet. Hinter den Eiern auf unserem Teller steckt also ein nach wenigen Monaten getötetes Huhn.
Legehennen werden so gezüchtet, dass sie möglichst viele Eier produzieren. In der Legehennenzucht kommt es natürlicherweise auch zu der Geburt von Hähnen, doch die eignen sich durch ihre Zuchtmerkmale nicht für die Mast. Diese sogenannten Bruderhähne sind tot als Futter für andere Tiere nützlich. Bis 2022 wurden die männlichen Küken vergast oder geschreddert. Heute ist das in Deutschland verboten. Alternativ wird die Geschlechtsfrüherkennung genutzt: Das Geschlecht des Hühnerembryos wird im Ei identifiziert, das dann bei entsprechendem Befund frühzeitig entsorgt wird. Eine Alternative ist die Bruderhahnaufzucht: Die Brüderchen werden gemästet und schließlich geschlachtet.
Das Kükentöten haben wir Deutschen einfach ins Ausland verlagert: Seit dem Kükentötungsverbot stehen nun Zoos, Falknereien und viele andere private und öffentliche Einrichtungen mit Kükenbedarf vor der Frage, woher sie ihre Futtermittel beziehen. Küken werden aus dem Ausland importiert, oder andere Kleintiere wie Mäuse werden verstärkt gezüchtet und für die Futtermittelproduktion getötet.

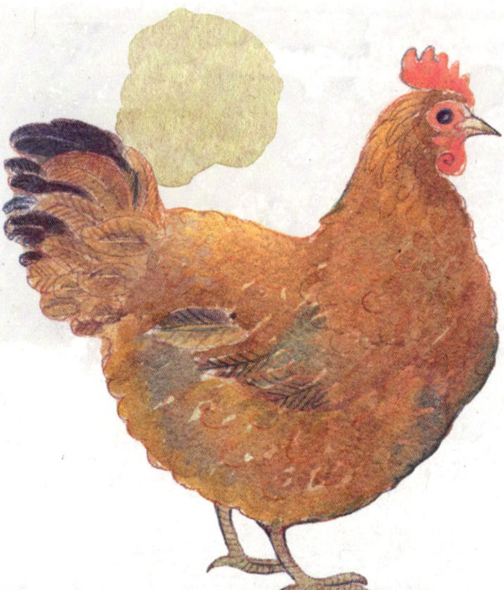

### Eierkonsum ohne Tierleid und Tierausbeutung?

Das existiert in der Lebensmittelindustrie leider nicht.

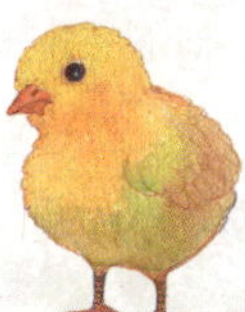

## Honig

Unter Veganern ist Honig das wohl am meisten diskutierte Lebensmittel. Und gleichzeitig das am einfachsten zu ersetzende tierische Produkt. Ähnlich wie Meerestieren wird Insekten weniger Aufmerksamkeit geschenkt als Landsäugetieren. Der Veganismus zielt darauf ab, Tierausbeutung zu vermeiden – sehen wir uns also mal an, ob Bienen ausgebeutet werden:
Insekten sind logischerweise Tiere, und Honigbienen sind ebenso Nutztiere, wie auch Schweine, Hühner, Rinder und Fische es sind. Um unseren Honigbedarf (jedes Jahr etwa 1 kg pro Bürger in Deutschland) zu stillen, müssen Bienen massenhaft gezüchtet werden. In riesigen Honigfarmen im Ausland werden Bienen in Tausenden nebeneinanderstehenden sogenannten Magazinen gehalten. Durch gezielte Zucht und Selektion bringt die Honigbiene einen noch höheren Ertrag – das kennen wir von anderen Nutztieren schon. So kann billig produziert werden, um dem Verbraucher günstige Preise zu bieten. Der Großteil unseres Honigs in den Supermärkten stammt von solchen Honigfarmen.
Unter natürlichen Bedingungen produziert die Biene Honig für sich selbst, nämlich als Nahrungsmittel. Honig enthält viele wertvolle Nährstoffe und antibakteriell wirksame Substanzen für die Biene, die sie gegen Krankheiten schützen und durch den Winter bringen sollen. Für die Massenproduktion von Honig wird den Bienen ein Zuckerwasser als Ersatznahrung angeboten. Das hat mit dem nährstoffreichen Honig nur wenig gemein.
Honigproduktion ist für die Arbeiterbienen eine mühevolle Arbeit. Die Bienen sammeln den Nektar und die Pollen aus Blüten und mischen ihn durch Herunterschlucken und Hervorwürgen mit körpereignen Enzymen. Der produzierte Honig wird von den Imkern entnommen, wobei auch Bienen verletzt oder getötet werden.
Es gibt definitiv große Unterschiede zwischen den Honigproduzenten. Der Verbraucherwunsch nach Tierschutz und artgerechter Tierhaltung ist auch bei den deutschen Imkern angekommen. Es gibt sie, die Imker, die ihre Bienen sorgsam behandeln und ihnen Teile ihres eigenen Honigs überlassen. Und trotzdem stellt sich aus tierethischer Sicht die Frage, warum wir Bienen für ihren Honig oder

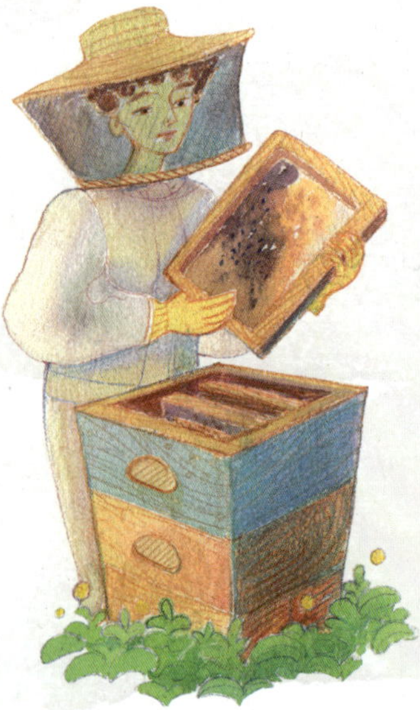

ihre anderen Produkte (Bienenwachs, Propolis, Gelée royale) ausbeuten müssen. Schließlich sind sie auf ihren Honig zum Überleben angewiesen.

**Wir Menschen brauchen Honig nicht**
in unserer Ernährung.
Und schon gar nicht, um zu überleben.

# WENIGER TIERLEID DURCH TIERHALTUNGSLABEL UND ARTGERECHTE ODER ÖKOLOGISCHE PRODUKTION?

In Gesprächen über Tierprodukte herrscht meistens Einstimmigkeit darüber, dass Massentierhaltung, Tierleid und Tierausbeutung unbedingt hinterfragt und vermieden werden sollten.

BIO

Trotzdem scheint die Erkenntnis bei vielen nicht auszureichen. Sie essen weiterhin das Tier und seine Produkte. Das schlechte Gewissen wird durch Ausreden wie „nur selten“, „nur in Bioqualität“ oder „nur vom Bauern nebenan“ beruhigt. Das ist nicht unüblich: Es entsteht ein innerer Konflikt, wenn wir wissen, dass unsere Handlungen nicht mit unseren moralischen Vorstellungen übereinstimmen. Die Psychologie nennt diesen Gefühlszustand kognitive Dissonanz. Dieser Zustand fühlt sich unangenehm an, wir wollen uns diesem Gefühl entziehen. Deswegen suchen wir Ausreden für unser Verhalten.
Es stimmt, dass die gesetzlichen Standards für Biotierprodukte höher sind als die für solche aus konventioneller Herstellung. In der Regel haben Tiere in Biobetrieben mehr Platz, werden in kleineren Gruppen gehalten, erhalten hauptsächlich ökologisch erzeugtes Futter und dürfen an die frische Luft. Die schmerzhaften Spaltenböden sind erlaubt, jedoch nicht ausschließlich, denn zusätzlich gibt es Abschnitte mit Einstreu. Auch die Anbindehaltung ist in Ausnahmefällen erlaubt. Die Transportwege und die Transportdauer zum Schlachtbetrieb müssen möglichst kurz gehalten werden. Spezielle Bioschlachthöfe gibt es nicht – beim Schlachten hört Bio auf. Krankheiten bei Tieren sollen bevorzugt mit Naturheilverfahren wie Homöopathie behandelt werden,

**Wir wissen, dass Tiere ausgebeutet und getötet werden**

und nutzen Tierhaltungslabel und Bioprodukte als Ausreden.

nur im Notfall dürfen Arzneimittel zum Einsatz kommen. Nicht wissenschaftlich belegte Alternativmedizin kommt dem Tierschutz nicht wirklich zugute. Denn ist es tatsächlich besser, einem kranken, leidenden Tier die Medizin vorzuenthalten und stattdessen homöopathische Mittel zu verabreichen? Eine Wirkung der Homöopathie über den Placeboeffekt hinaus konnte in Studien nicht bewiesen werden.

Aufpassen muss man bei dem biodynamischen Anbauverband *Demeter*. „Biodynamisch" bedeutet unter anderem, dass eine Tierhaltung im Betrieb vorgeschrieben ist. Es gibt also keinen *Demeter*-Betrieb ohne Tiere. Auch sind tierische Dünger in Form von Hornmist (Kuhhörner mit Kuhmist gefüllt) und Hornkiesel (fein vermahlene Kuhhörner) zwingend vorgeschrieben. Sie werden in spirituellen Ritualen aufs Feld ausgebracht. Diese alternativen Dünger dienen laut *Demeter* in erster Linie der „seelischen" Verbindung des Landwirts mit Boden, Pflanze, Tier und Kosmos. Einen wissenschaftlichen Beweis für die bessere Funktionsweise der alternativen tierischen Dünger gibt es nicht. Die „veganere" Option wäre die Wahl eines Produkts, das nicht aus biodynamischer Landwirtschaft stammt. Lebensmittel aus bio-veganem Anbau kommen ganz ohne Tierprodukte, Tierhaltung und Tierausbeutung aus. Hersteller setzen auf der Produktverpackung gerne auf Auslobungen wie „artgerechte Tierhaltung", oder „bäuerliche Aufzucht". Da diese Begriffe lebensmittelrechtlich nicht geschützt oder definiert sind, sagen sie oftmals gar nichts aus. Jede Form der Tierhaltung kann durch den Hersteller beliebig als tier- oder artgerecht bezeichnet werden. Auch oft diskutierte Tierhaltungslabel gehen nicht in einem nennenswerten Umfang mit mehr Tierwohl einher.

Wie *Foodwatch* bei einer Auswertung vieler tiermedizinischer Studien feststellen konnte, leiden Tiere in allen Haltungsformen und ganz unabhängig von der Betriebsgröße. Die Einhaltung der Tierschutzbestimmungen wird in landwirtschaftlichen Betrieben durchschnittlich nur alle 17 Jahre kontrolliert. Es gibt nämlich keine vorgeschriebene Frequenz für Vor-Ort-Kontrollen des Tierschutzes. Letztendlich darf nicht vergessen werden, dass auch Tiere in einem kleinen Biobetrieb ausgebeutet und getötet werden.

**In einem Biobetrieb**

sind nur die Haltungsbedingungen strenger geregelt. Geschlachtet werden die Tiere trotzdem.

Der Veganismus reduziert Tierleid, doch komplett ausschließen kann es auch diese Bewegung nicht. Tiere leiden und sterben nicht nur in der Nutztierhaltung, sondern auch durch den menschlichen Eingriff in ihre Lebensräume. Beim Anbau und bei der Ernte von pflanzlichen Lebensmitteln werden Nagetiere, Vögel und Insekten getötet, ob absichtlich oder unabsichtlich. Um Ackerflächen vor Zerstörung zu schützen, werden beispielsweise Wildschweine durch Jäger erschossen. Unsere Ernährung geht leider immer mit Tierleid einher. Tierleidfreiheit kann also kein zentraler Begriff im Veganismus sein. Es gibt noch so viel Weiteres zum Thema Tierhaltung, zur Produktion von tierischen Produkten und zu Missständen in der Tierhaltung zu erzählen. Doch dafür reicht der Platz hier nicht. → Deswegen findest du weiterführende Links, Dokumentationen und Literatur im Anhang des Buches.

# IST ES ETHISCH VERTRETBAR, TIERISCHE PRODUKTE ZU ESSEN?

Unser Alltag ist geprägt von vielerlei ethischen und moralischen Überzeugungen. Wir wissen, dass es falsch ist, Hunde zu treten, Katzen zu überfahren, Kinder zu schlagen und Menschen zu töten.

### § 1 SATZ 2, TIERSCHUTZGESETZ

„Niemand darf einem Tier ohne vernünftigen Grund Schmerzen, Leiden oder Schäden zufügen."

Unter Moral verstehen wir die Gesamtheit unserer gesellschaftlichen Normen, Werte und Prinzipien. Die Ethik bezeichnet die wissenschaftliche Beschäftigung mit der Moral. In der Tierethik speziell betrachten wir unseren Umgang mit Tieren, unsere Pflichten ihnen gegenüber und die Rechte von Tieren. Der Schutz von Tieren ist ein Ziel unseres Staates. Es gibt ein ganzes Gesetz dafür: das Tierschutzgesetz. Sein Ziel ist, das Leben und Wohlbefinden von Tieren zu schützen. Der zentrale Begriff des Gesetzes ist der „vernünftige Grund". Nur mit diesem ist es gerechtfertigt, Tiere zu töten. Der vernünftige, triftige Grund, ein Tier auszubeuten und ihm Schaden zuzufügen, liegt meist schon vor, wenn das Tier für unsere Ernährung bestimmt ist. Rechtlich gesehen dürfen wir Tiere für unser Essen töten, wenn die Tierhaltung und der Schlachtvorgang sich an die Bestimmungen im

Tierschutzgesetz halten. Wie diese Bestimmungen aussehen, hast du auf den vorherigen Seiten gelesen. Der *Ethikrat* schlussfolgert im Jahr 2020 in einer Stellungnahme zu unserem Umgang mit dem Thema Tierschutz: „Offenkundig garantiert das bestehende Tierschutzrecht nur ein Mindestmaß an Schutz; es lässt darüber hinaus viel Raum für Interpretation des Tierwohls." Vielen Menschen ist diese Auslegung des Worts Tierschutz zu lapidar. Tiere haben, anders als wir Menschen, keine moralischen Rechte. Die sogenannten Tierrechtler setzen sich dafür ein, dass Tieren Rechte zugesprochen werden. Sie sehen keine Gründe dafür, warum wir einige Tierarten derartig anders behandeln als andere und warum wir sie insgesamt anders behandeln als Menschen. Auch Tiere haben Grundbedürfnisse und Interessen. Ein ganz grundsätzliches, das alle miteinander teilen, ist das Interesse, am Leben zu bleiben. Tiere haben auch das Interesse an Schmerzfreiheit, Bewegungsfreiheit und an einem Sozialleben. Viele Tierarten wollen ihre Umwelt erkunden und mit ihrer Familie zusammenleben. Indem wir Tiere ausbeuten und uns ihnen gegenüber grausam verhalten, verletzen wir ihr Lebensinteresse und die meisten ihrer Bedürfnisse.

Ist es also ethisch vertretbar, Tiere zu essen, die unter bedrückenden, meist qualvollen Bedingungen leben und sterben müssen? Ist es überhaupt vertretbar, Tiere auszubeuten, damit wir Menschen etwas haben, was wir vernünftigerweise nicht brauchen? Fleisch, Fisch, Eier, Milch und Honig sind Lebensmittel, die uns mit Nährstoffen versorgen, damit wir ein gesundes und langes Leben führen können. Jedoch stecken diese Nährstoffe nicht nur in tierischen Lebensmitteln. Jeden essenziellen (überlebenswichtigen) Nährstoff bekommen wir auch von Pflanzen, von mineralischen Rohstoffen, von Mikroorganismen und von Wasser.

> Der menschliche Körper braucht zum Leben kein bestimmtes Lebensmittel, sondern einzelne Nährstoffe. Wir brauchen Eisen und Vitamin $B_{12}$, kein Fleisch. Wir brauchen Calcium, keine Milch. Wir brauchen Omega-3-Fettsäuren und Jod, keinen Fisch. Wir brauchen Aminosäuren, keine Eier.

Wenn wir tierische Produkte nicht aufgrund ihrer Nährstoffe zum Leben benötigen, was rechtfertigt dann die Haltung und Schlachtung von Tieren? Gewohnheit? Praktikabilität? Am Ende bleibt oft nur das Argument: „Naja, es schmeckt halt." Ein Tier züchten und es systematisch ausbeuten, nur für den Geschmack und Genuss? Heutzutage können wir den Geschmack und die Konsistenz von tierischen Produkten industriell nachahmen. Das gelingt durch Gewürze, verschiedene Texturen und raffinierte Herstellungsprozesse. Manche Hersteller können das zugegebenermaßen besser als andere. Einige tierische Lebensmittel sind auch leichter nachzuahmen

(Schnitzel, Burger) als andere (Eier, Käse). Wir können, Stand heute, nicht jedes tierische Produkt geschmacklich, optisch oder ernährungsphysiologisch perfekt kopieren. Aber wir nähern uns einer Marktsituation mit großer Auswahl an veganen Alternativprodukten. Irgendwann wird auch der letzte Skeptiker geschmacklich mit der pflanzlichen Alternative zufrieden sein.
Letztendlich können wir schlussfolgern:

**Tierische Lebensmittel sind ein Produkt der Ausbeutung von Tieren.**
Wir sind gesundheitlich nicht auf sie angewiesen, und auch für den Genuss gibt es Alternativen. Logik und Moral schreien regelrecht nach einem Umstieg auf den Veganismus.
**#VeganfürdieTiere**

GOOD TO KNOW:

### VEGAN VS. PFLANZENBASIERT

Immer wieder werden die Begriffe vegane und pflanzenbasierte Ernährung synonym verwendet. Dabei ist das streng genommen gar nicht dasselbe: Beim Veganismus handelt es sich um eine ethisch motivierte Lebensweise, die auf allen Ebenen versucht, Tierausbeutung zu reduzieren. Die Lebensweise wirkt sich auch auf die Ernährung aus. Wer jedoch pflanzenbasiert oder plant-based lebt, hat sich für eine Ernährungsweise entschieden, in der tierische Lebensmittel bewusst reduziert, aber nicht unbedingt kategorisch ausgeschlossen werden.

# VORTEILE EINER PFLANZLICHEN ERNÄHRUNG

Es gibt viele verschiedene Gründe, warum sich Menschen dazu entschließen, vegan zu leben. Der Veganismus ist grundsätzlich eine ethisch begründete Bewegung, in der das Reduzieren von ausbeuterischen Handlungen gegenüber Tieren im Vordergrund steht.

## Vegan für die Gesundheit?

Manche Veganer geben aber an, dass sie sich unter anderem aus gesundheitlichen Gründen und für den Umweltschutz vegan ernähren.
Der Gesundheitsgedanke ist nach dem Tierschutzaspekt einer der wichtigsten

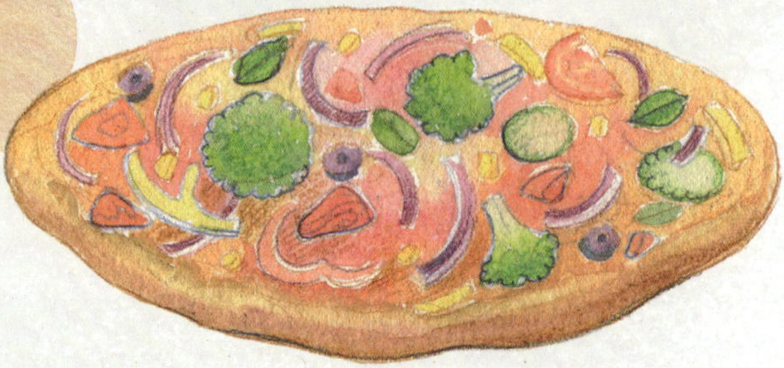

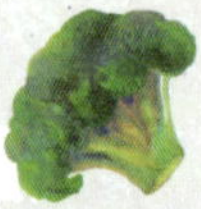

Gründe für den Umstieg auf eine vegane Ernährung. Wer sich vegan ernährt, möchte also sehr häufig auch etwas Gutes für seine Gesundheit tun. Sind denn tierische Produkte wirklich so ungesund und kann die vegane Ernährung sogar vor Krankheiten schützen? Hier müssen wir schon mit einem ersten Mythos in der veganen Ernährung aufräumen. Wer vegan isst, ernährt sich damit nicht automatisch gesund! Sogenannte Puddingveganer sind Menschen, die zwar auf tierische Produkte verzichten, sich aber trotzdem hauptsächlich von stark verarbeiteten Lebensmitteln wie Fast Food, Gebäck und Süßigkeiten ernähren und nur wenige vollwertige Lebensmittel in ihre Mahlzeiten integrieren.
Veganer gelten aber generell als aufgeklärter in Sachen Ernährung. Sie führen überdurchschnittlich oft insgesamt ein gesundes Leben in allen Aspekten; deswegen sind Puddingveganer eher die Ausnahme als die Regel.

### Ist vegan die gesündeste Ernährung?

Was passiert denn, wenn man sich vollwertig vegan ernährt, also viel Gemüse, Obst und Vollkorngetreide isst? Dann kann eine vegane Ernährung jede Menge gesundheitliche Vorteile liefern. Eine Vielzahl an Beobachtungsstudien zeigt, dass eine pflanzenbasierte, ballaststoffreiche Ernährung mit viel Gemüse und Obst das Risiko für Herz-Kreislauf-Erkrankungen und Diabetes mellitus Typ 2 senken kann. Eine stark fleischlastige Ernährung hingegen erhöht das Risiko für verschiedene Krebsarten, wie zum Beispiel Darmkrebs. Die beiden wichtigsten Studien zur veganen Ernährung unterstützen diese These: Die amerikanische Langzeitstudie *Adventist Health Study 2* und die britische *EPIC Oxford Study*. Beide konnten zeigen, dass eine pflanzenbasierte Ernährung das Risiko für Diabetes mellitus Typ 2, Bluthochdruck und Übergewicht senken kann.

**Eine gut geplante vegane Ernährung**
kann gesundheitlich förderlich sein und vor ernährungsbedingten Erkrankungen wie Diabetes mellitus Typ 2, Bluthochdruck und Übergewicht schützen.

Klar ist, dass eine Ernährung, die viele pflanzliche Lebensmittel beinhaltet, vorteilhaft für die Gesundheit ist. Die *Deutsche Gesellschaft für Ernährung* (*DGE*) ist der wichtigste wissenschaftliche Zusammenschluss von Ernährungsfachleuten in Deutschland. Sie ist dafür verantwortlich, die deutsche Bevölkerung über Ernährung zu informieren und aufzuklären. Und sie empfiehlt der Allgemeinheit insgesamt eine überwiegend pflanzliche Ernährung, die durch tierische Produkte erweitert wird.

Trotzdem muss eins klar sein: Es gibt bis dato jedoch keine wissenschaftlichen Beweise dafür, dass eine vegane Ernährung für jeden Menschen die gesündeste Ernährungsform ist. Auch wenn eine ausgewogene und gut geplante vegane Ernährung gesundheitliche Vorteile bringt, bedeutet dies nicht, dass sie einer Ernährung mit tierischen Produkten überlegen ist. Anders gesagt: Die wissenschaftliche Datenlage zeigt für die Gesundheit aktuell keinen Vorteil von Veganern gegenüber gesundheitsbewussten Mischköstlern, die sich an die Empfehlungen der *DGE* halten.

Letztendlich kann auch eine Ernährung mit tierischen Lebensmitteln sehr gesund gestaltet werden. Noch gibt es in der Wissenschaft keine Hinweise darauf, dass der Verzicht auf ein Hühnerei pro Woche besonders vorteilhaft ist. Oder dass sich ein Steak pro Monat negativ auf die Blutfettwerte auswirkt.

### Wann ist eine Ernährung gesund?

Zum einen ist eine gesunde Ernährung bedarfsdeckend, das heißt, sie deckt den individuellen Bedarf an Nährstoffen ab. Zum anderen soll sie einer körperlichen Unversehrtheit nicht im Wege stehen, also vor vermeidbaren Krankheiten schützen. Und schließlich muss eine gesunde Ernährung auch durchführbar sein und zu (sozialem) Wohlbefinden führen. Sie soll also auch glücklich machen und lecker sein.

All das kann auf die vegane Ernährung zutreffen – aber genauso gut auf andere Ernährungsweisen. Die *EAT-Lancet-Kommission* entwickelte einen Vorschlag für eine Ernährungsweise, die nicht nur weltweit durchführbar und gesund für den Menschen, sondern auch förderlich für unseren Planeten ist: die „Planetary Health Diet“. Es geht hier um eine nachhaltige, pflanzenbasierte Ernährung, die trotzdem kleine Mengen tierische Produkte enthält. Sie setzt voraus, dass wir unseren Fleischkonsum halbieren und im Gegenzug den Verzehr pflanzlicher Lebensmittel verdoppeln.

In der veganen Szene ranken sich einige Mythen und Falschaussagen um tierische Lebensmittel. So werden Kuhmilchprodukte als giftig und Eier als Cholesteringefahr dargestellt. Oftmals steckt dahinter entweder Unwissenheit über die wissenschaftliche Datenlage oder eine undifferenzierte vegane Propaganda: Gesundheitsbezogene Kritik an tierischen Produkten wird immer wieder zur Legitimation des Veganismus genutzt. Das Verbrei-

ten von falschen Gesundheitsinfos über tierische Produkte hat sicher den ein oder anderen zum Veganismus gebracht. Jedoch schadet das der veganen Bewegung mehr, als es ihr nützt. Denn viele Menschen, die sich aufgrund von Falschaussagen zum Veganismus gewendet haben, sind heute ambitionierte Exveganer. Klar, denn wenn man einmal herausgefunden hat, dass Milch das Calcium gar nicht aus den Knochen zieht, landet die Sahne schnell wieder auf dem Karamellmacchiato. Viel zielführender ist stattdessen eine faktenbasierte Kommunikation des Veganismus.
Damit du nicht unwissentlich falsche Infos über tierische Lebensmittel verbreitest, gibt's im Folgenden eine kurze Zusammenfassung der Datenlage.

### Milch ist Gift?

Diese Aussage kursierte eine Zeitlang im Internet. Die Grundlage der Behauptung ist die Idee, dass Milch Osteoporose, also vorzeitigen Knochenabbau verursacht, weil sie angeblich ein Calciumräuber ist: Einige in der Milch vorkommende Aminosäuren würden zur Ausscheidung von Calcium über den Urin führen. Und Milch sollte sogar die Fähigkeit haben, Krebserkrankungen auszulösen.
Aus ernährungswissenschaftlicher Sicht ist Milch ein neutrales Lebensmittel. Sie enthält keine Nährstoffe, die nicht auch durch andere Lebensmittel gedeckt werden können. Calcium befindet sich zum Beispiel in vielen verschiedenen pflanzlichen Lebensmitteln. Aufgrund des hohen Calciumgehalts kann Milch förderlich für das Knochenwachstum bei Kindern sein. Sie ist aber nicht zwingend notwendig, wenn Kinder andere gute Calciumquellen erhalten. Bei Erwachsenen gibt es keine Hinweise auf einen besonderen Vor- oder Nachteil von Milch. Milchkonsum zeigt einerseits eine Schutzfunktion bei Darmkrebs, andererseits besteht ein leicht erhöhtes Risiko für Prostatakrebs. Bei anderen Krebsarten zeigt Milch kein erhöhtes Risiko. Und dass Kuhmilch dem Körper Calcium raubt, stimmt nicht. Wie auch in der pflanzlichen Ernährung gibt es in der Mischkost aufnahmehemmende und -fördernde Stoffe. In der Summe bleibt die Calciumbilanz am Ende positiv. Bei Milchkonsum landet ähnlich viel Calcium im Körper wie bei der Nutzung anderer Calciumquellen.

**Aus gesundheitlicher Sicht** spricht also nichts gegen Milch. Anders sieht es aus Sicht der Ethik und des Klimas aus. Hier, und auch nur hier, gibt es gute Gründe, warum Kuhmilch nicht mehr auf dem Speiseplan stehen sollte.

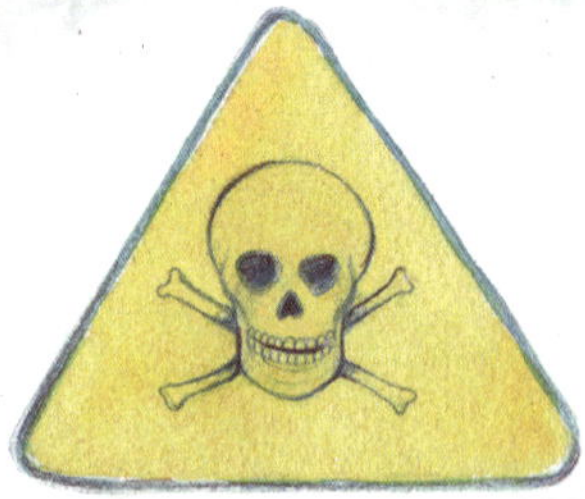

## Eier verursachen Herz-Kreislauf-Erkrankungen?

Nicht nur in der veganen Community herrscht die Annahme, dass Eier aufgrund ihres hohen Cholesteringehalts besser vermieden werden sollen. Auch Mischköstler verzichten freiwillig auf ihr Frühstücksei, weil sie sich vor Herz-Kreislauf-Erkrankungen schützen möchten. Eier enthalten mit etwa 240 mg definitiv mehr Cholesterin als andere tierische Lebensmittel. Doch der Cholesteringehalt allein ist nicht ausschlaggebend für den Gesundheitswert von Lebensmitteln. Eier sind insgesamt sehr nährstoffreich und eine optimale Proteinquelle. Klar, schließlich soll in dem Ei ja neues Leben entstehen. Theoretisch soll viel Cholesterin aus der Nahrung den Blut-Cholesterinspiegel und das Risiko für sogenannte kardiovaskuläre Erkrankungen erhöhen. Und es sorgt dafür, dass die körpereigene Cholesterinproduktion gehemmt wird. Laut mehreren Metaanalysen, systematischen Reviews und Kohortenstudien gibt es aber keinen Zusammenhang zwischen dem Eierverzehr und Herz-Kreislauf-Erkrankungen. Das gilt für die gesunde Allgemeinbevölkerung.

**Eier sind also keine gefährlichen Lebensmittel für die Herzgesundheit von gesunden Menschen.**

Das beste Argument, sie nicht mehr zu essen, ist die Ausbeutung und Tötung von Hennen und Küken in der Eierproduktion.

## Fleisch ist so krebserregend wie Tabakrauch?

Salami zu essen ist genauso krebserregend wie eine Zigarette zu rauchen. Diese Info findet man in der veganen Szene und in pro-veganen Dokumentationen immer wieder. Vielleicht kennst du die entsprechende Grafik der internationalen Krebsforschungsagentur (*IARC*), auf der verarbeitetes Fleisch wie Salami und Bacon gemeinsam mit Asbest, Alkohol und Tabak in Kategorie 1 der krebserregenden Substanzen eingeordnet wird. In Kategorie 2A befinden sich „wahrscheinlich krebserregende" Substanzen und Aktivitäten wie rotes Fleisch, Schichtdienst und Glyphosat.

Die Grafik wird immer wieder missinterpretiert. Was die Einstufung wirklich aussagt: Die Krebsforschungsexperten der *IARC* entwarfen eine Kategorisierung des Potenzials von Berufen, Substanzen, Aktivitäten und Strahlungen, Krebs zu erregen. Sie können damit sagen, mit welcher Sicherheit die Substanzen krebserregend sein können. Dafür wurden die verfügbaren Daten analysiert und die Ergebnisse zusammengefasst. Verarbeitetes Fleisch befindet sich in der Kategorie „krebserregend"; das bedeutet, dass die Datenlage überzeugende Beweise dafür bereithält. Nicht ausgesagt wird, wie hoch das Risiko ist, dass Salami & Co. Krebs (genauer: Darmkrebs) erregen. Dementsprechend ist eine Aussage wie „Salami löst genauso viele Krebsfälle wie Zigaretten aus" irreführend.

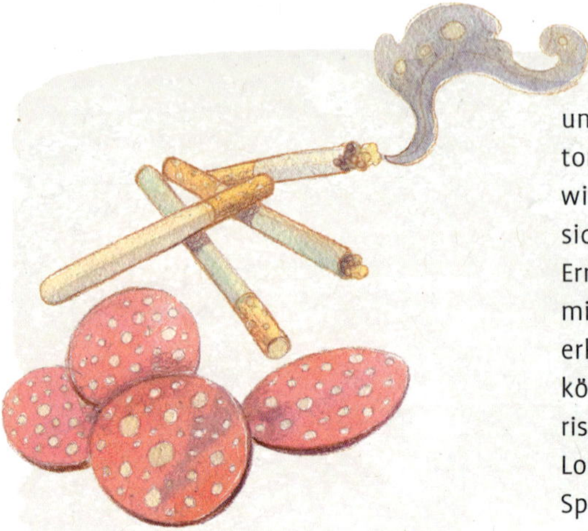

Die Cancer Research UK zeigte 2021 wie hoch das Krebsrisiko durch Tabak und Fleisch tatsächlich ist: Sie erklären, dass 72 % aller Lungenkrebsfälle in Großbritannien durch Rauchen verursacht wurden. Jedoch nur 13 % aller Darmkrebsfälle durch zu viel rotes oder verarbeitetes Fleisch. Klar sein sollte, dass Fleisch, vor allem verarbeitetes (Wurst) und rotes (Rind, Lamm, Schwein) nicht in zu hohen Mengen konsumiert werden sollte. Gelegentlich mal ein Steak zu essen, erhöht das Krebsrisiko wahrscheinlich nicht. Die *Deutsche Gesellschaft für Ernährung* empfiehlt, maximal 300 bis 600 g Fleisch pro Woche zu konsumieren. Tatsächlich essen die Deutschen 600 bis 1000 g Fleisch wöchentlich oder sogar mehr. Das ist dann tatsächlich nicht mehr gesundheitsförderlich.

### Tierische Lebensmittel sind nicht per se ungesund

... vor allem nicht, wenn sie in den von Ernährungsfachgesellschaften empfohlenen Mengen gegessen werden und eine Ergänzung zur pflanzenbetonten Ernährung sind. Anhand der wissenschaftlichen Datenlage lässt sich kein Vorteil einer rein veganen Ernährung gegenüber einer Ernährung mit wenigen tierischen Lebensmitteln erkennen. Insgesamt haben Mischköstler das gleiche Sterblichkeitsrisiko wie Veganer. Das soll nun keine Lobpreisung tierischer Produkte sein. Spätestens jetzt weißt du schließlich auch, wie diese Lebensmittel produziert werden und wie viel Ausbeutung und Grausamkeit dahinterstecken.

> Auch wenn es aus gesundheitlichen Gründen nicht nötig ist, hundertprozentig auf Tierisches zu verzichten, so ist es **aus ethischen Gründen aber umso sinnvoller.**

## Vegan für das Klima, den Umweltschutz und gegen Welthunger?

Unser Ernährungsverhalten hat Einfluss auf die Umwelt und ist ein wichtiger Aspekt bei Themen wie Klimawandel, Welthunger, Wasserknappheit und Schwinden der Biodiversität. Das globale Ernährungs- und Agrarsystem ist für etwa ein Drittel aller Treibhausgasemissionen verantwortlich. Gerade die Produktion tierischer Lebensmittel geht mit Umweltproblemen einher. Aber auch hier gibt es Falschinformationen, die dem Veganismus nicht dienlich sind. Deswegen findest du nachfolgend eine kurze kritische Auseinandersetzung des Zusammenhangs zwischen tierischen Produkten und umwelt- sowie klimarelevanten Themen.

## Landflächen für Futteranbau

Für die Produktion von tierischen Lebensmitteln geht ziemlich viel Landfläche drauf. Auf nur 23 % der bewirtschafteten Flächen werden pflanzliche Lebensmittel für uns Menschen angebaut. Dagegen werden 77 % der bewirtschafteten Landflächen für die Tierhaltung und die Futtermittelproduktion genutzt.

Warum benötigen wir so viel Boden für tierische Produkte? Nutztiere brauchen große Mengen an Futter wie Soja, Raps, Weizen, Gerste und Mais. Für 1 kg Rindfleisch aus Weidehaltung werden 3 bis 4 kg Futtermittel eingesetzt. Ohne Weidehaltung erhöht sich die Futtermittelmenge auf 9 kg. Das Futter wird eingesetzt, um das Tier am Leben zu halten und zu mästen, bis es schließlich geschlachtet wird, um uns Nahrungsenergie und Protein zu liefern. Es geht dabei Pflanzenenergie verloren – hier spricht man vom „Veredelungsverlust". Im Internet kursieren unterschiedliche Zahlen dafür. Bis zu 97 % an Verlusten werden diskutiert. Das bedeutet, dass von 100 kcal der an Rinder verfütterten Pflanzen gerade mal 3 kcal bei uns Menschen ankommen. Tatsächlich lässt sich dieser Veredelungsverlust nur schwer auf eine Zahl herunterbrechen, denn er unterscheidet sich stark zwischen den Tierarten und -rassen – und er kann auch weitaus geringer sein.

Warum aber gehen wir für Nährstoffe den Umweg über das Tier und nehmen Veredelungsverluste in Kauf, wenn wir die Pflanzen auch direkt konsumieren können? Das ist eine berechtigte Frage, dabei wird aber oft ein Aspekt vergessen: Tiere stehen nicht automatisch in Nahrungskonkurrenz mit uns Menschen. Das bedeutet, dass Tiere nicht immer das fressen, was wir Menschen auch essen könnten. Gerade Kühe und andere Wiederkäuer wie Schafe und Ziegen sind erstaunliche Tiere: Dank ihres Pansens können sie Gräser, Getreide und Nebenprodukte aus der Verarbeitung pflanzlicher Lebensmittel verwerten, die wir Menschen nicht verdauen können. Einige Getreide- und Maisarten, die als Futtermittel gedacht sind, können und wollen wir Menschen gar nicht essen. Nur etwa 6 % des Gesamtfutteraufkommens ist doppelnutzungsfähig, also auch für uns Menschen geeignet. Das bedeutet: Wenn wir den Tieren für uns nicht verwertbares Futter anbieten, entsteht kein Verlust an Nahrungsenergie und Eiweiß, sondern sogar ein Kalorienplus. Aber wenn man einfach alle Nutztiere abschaffen und die Landflächen für pflanzliche Lebensmittel nutzen würde, dann können wir doch etwas gegen den Welthunger tun? Dieses Argument wird oft für den Veganismus genutzt, ist aber zu kurz gedacht. Ein großer Teil der Landflächen kann nur zur Weidehal-

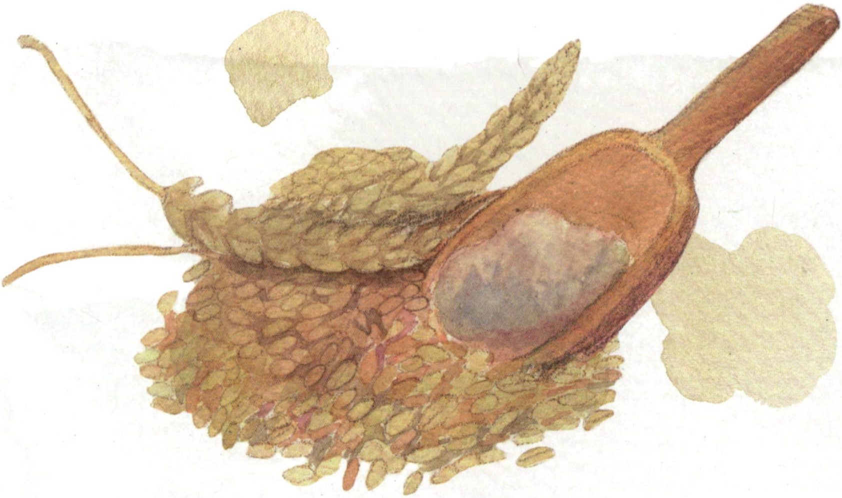

tung von Nutztieren oder zum Anbau von Futtermitteln genutzt werden. Das gilt beispielsweise für Trockengebiete, Steppen, Feuchtgebiete, Deiche, Berghänge und Grasland. Nicht jede landwirtschaftliche Fläche eignet sich für den Ackerbau. Weideflächen können sogar der Biodiversität zugutekommen. Wiederkäuer sorgen dafür, dass der Lebensraum für viele Arten erhalten bleibt, denn Kuhfladen und Schafbollen fördern wie Pferdeäpfel auf den Weideflächen die Artenvielfalt und halten den Boden gesund. Andererseits bieten nicht genutzte Grünflächen, die frei vor sich hinvegetieren können, ein großes Kohlenstoffspeicherungspotenzial – was wiederum dem Klima zugutekommen kann.

**Die Tierhaltung abzuschaffen**
und einfach alle Flächen für pflanzliche, essbare Produkte zu nutzen, ist also zu kurz gedacht.

### Treibhausgasemissionen

Auch mit tierischen Lebensmitteln kann man sich umwelt- und klimafreundlich ernähren. Wer hauptsächlich regionale, pflanzliche Lebensmittel isst, aber ab und zu ein Stück Weiderindfleisch eines regionalen Bauernhofs kauft, ein Stück Wild beim befreundeten Jäger bestellt oder sich seinen eigenen Fisch fängt, der ernährt sich klimafreundlich. Problematisch für unser Klima ist die Art und Weise, wie wir aktuell tierische Lebensmittel produzieren. Die Massentierhaltung ist nicht nur eine besonders schwerwiegende Weise, Tiere auszubeuten und leiden zu lassen, sondern auch schädlich für unser Klima.

Der Klimawandel wird durch die Freisetzung sogenannter Treibhausgase (wie Kohlenstoffdioxid und Lachgas) vorangetrieben. Der Effekt dieser Treibhausgase auf das Klima wird in $CO_2$-Äquivalenten gemessen. Intensive Rinderhaltung produziert für dieselbe Menge Protein zwölfmal mehr $CO_2$-Äquivalente als Weiderinderhaltung. Protein aus Erbsen produziert sogar 36-mal weniger $CO_2$-Äquivalente als dieselbe Menge Protein aus Weiderindfleisch. Grundsätzlich haben pflanzliche Lebensmittel wie Gemüse, Tofu, Pflanzendrinks & Co. eine bessere Klimabilanz als tierische Lebensmittel. Sie sind nur für etwa ein Drittel der ernährungsbedingten Treibhausgasemissionen verantwortlich.

Die gesamten Treibhausgasemissionen für die Herstellung tierischer Produkte setzen sich zusammen aus verschiedenen Einzelemissionen. Sie entstehen bei der Haltung der Tiere, bei Anbau und Einfuhr von Futter, bei Düngung, Transport und Weiterverarbeitung. Agrarwissenschaftler sprechen davon, dass eine Umstrukturierung im Agrarsektor nötig ist, um der Klimakrise entgegenzuwirken. Dabei sind sie sich einig, dass die Reduzierung tierischer Produkte in der Ernährung einen Klimaschutzvorteil bringt. Auf eine umfassende Transformation unseres Ernährungssystems zielt auch die „Farm to Fork"-Strategie der *EU-Kommission* ab. Gleichzeitig machen es klimaschädliche Subventionen der Tierindustrie von mehreren Milliarden Euro schwer, diese Zielsetzungen zu erreichen. So entfällt auf tierische Lebensmittel ein verminderter Steuersatz und die Viehwirtschaft erhält Zuschüsse in Höhe von mehreren Milliarden Euro.

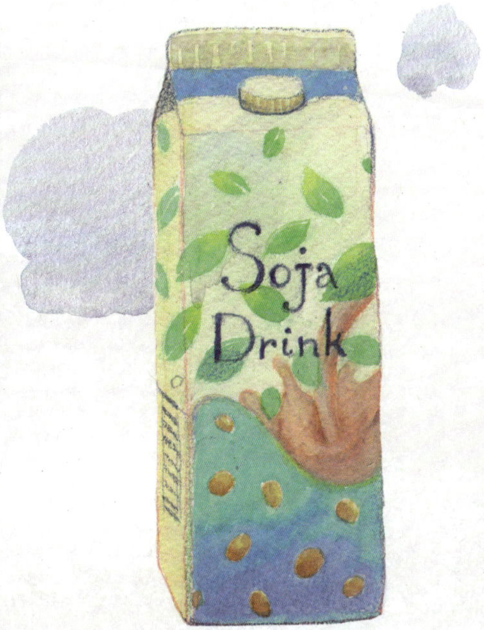


### Zerstörung der Biodiversität

Futter für die Nutztiere bauen wir in Deutschland nicht nur selbst an. Gerade das eiweißreiche und günstige Soja ist ein bedeutender Rohstoff für Futtermittel in der Tierhaltung. 28 % des eiweißhaltigen Futteranteils stammen aus importiertem Soja. Deutschland importiert Soja vor allem aus Südamerika und den USA. Brasilien ist weltweit der größte Sojaproduzent. Um Anbauflächen für die großen Mengen Soja zu erhalten, müssen artenreiche Wälder abgeholzt werden. Diese riesigen Sojaplantagen haben verheerende Umweltfolgen: Bei den Brandrodungen der Wälder werden Tiere getötet oder aus ihrem Lebensraum vertrieben und Pflanzen zerstört, und es werden riesige Mengen an Kohlenstoffdioxid freigesetzt. Auch der massive Einsatz von Pflanzenschutzmitteln geht zulasten der Artenvielfalt und der Bodenqualität.

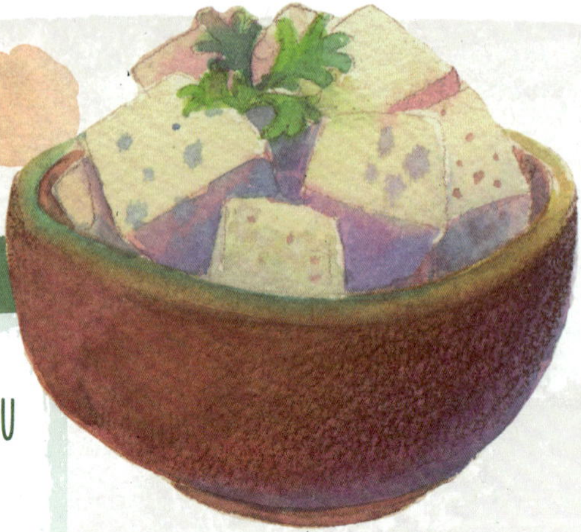

GOOD TO KNOW:

## ABHOLZUNG DER REGENWÄLDER FÜR TOFU

Für unseren Tofu wird der Regenwald abgeholzt? Diese Behauptung kann man zumindest in den sozialen Medien oft lesen. Es ist bizarr, davon auszugehen, dass tofuessende Veganer, also die Minderheit der Bevölkerung, alleine für die Zustände im Regenwald verantwortlich sein sollen.

Veganer sind natürlich nicht die Übeltäter. Etwa 77 % des angebauten Sojas dienen als Tierfutter und nur ca. 20 % werden für die menschliche Ernährung genutzt. Aus dem Rest entstehen Treibstoffe. Und Soja wird nicht nur für die Erzeugung von veganen Ersatzprodukten wie Tofu und Sojadrink verwendet, es landet auch auf mischköstlichen Tellern, zum Beispiel in Form von Sojalecithin (ein typischer Emulgator). Wenn wir in Deutschland Tofu & Co. für die Ernährung kaufen, dann stammt das darin verarbeitete Soja fast ausschließlich aus Europa. Oftmals ist das Herkunftsland sogar auf die Verpackung gedruckt.

### Wasserverbrauch und Wasserknappheit

Vegane Ernährung hat einen guten Ruf, was den Verbrauch an Wasser angeht. Sie soll insgesamt mehr Wasser einsparen als eine mischköstliche Ernährung. Immer wieder wird eine Statistik über den Wasserverbrauch bei der Produktion von Rindfleisch genannt: Für die Erzeugung von 1 kg Rindfleisch werden ganze 15 000 l Wasser verbraucht.
Eine Untersuchung der Umweltschutzorganisation *WWF* kommt auf folgende Zahlen: Etwa 18 % des Wasserverbrauchs für unsere Ernährung gehen auf das Konto tierischer Lebensmittel, während 82 % für den Anbau pflanzlicher Lebensmittel anfallen.
In eine ähnliche Richtung weist der sogenannte Wasserknappheitsfußabdruck, der darstellen soll, welche Lebensmittel aus Regionen mit Wasserknappheit stammen: 96 % lassen sich auf die Nachfrage nach pflanzlichen Lebensmitteln zurückführen; nur 4 % auf tierische Produkte. Diese große Differenz ist dem starken Import pflanz-

licher Lebensmittel aus Regionen mit einem hohen Wasserknappheitsrisiko geschuldet. Zitrusfrüchte und Tomaten aus Spanien, Oliven aus Griechenland und Reis aus Indien: Die Pflanzen müssen künstlich bewässert werden.

Der Anbau von Futtermitteln für die Tierhaltung ist hingegen kaum auf eine künstliche Bewässerung angewiesen. Bei Mais und Soja ist der Gesamtbedarf an Wasser im Futtermittelanbau am größten. Etwa 80 % des Futtermais stammen aus Regionen mit Wasserknappheit.

Wie war das jetzt mit den 15 000 l für Rindfleisch? Dafür müssen wir uns die Originalquelle der Behauptung anschauen. Dort zeigt sich, dass sich die Statistik aus unterschiedlichen Zahlen zusammensetzt: Etwa 14 000 l pro kg Rindfleisch stammen vom sogenannten „grünen Wasser“.

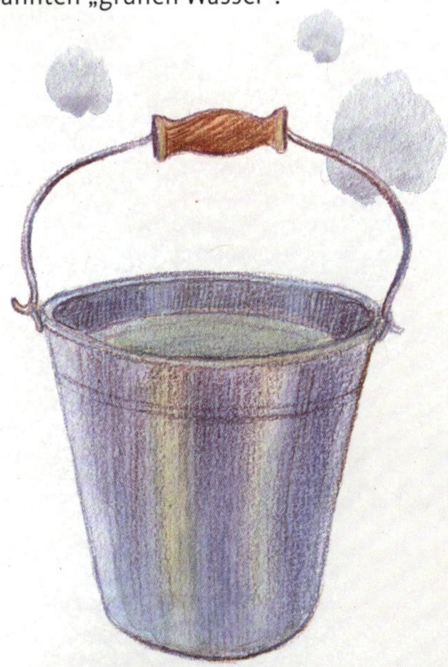

Dabei handelt es sich um natürlich vorkommendes Regen- und Bodenwasser. Hier wird also kein neues Wasser verbraucht, denn das Wasser ist Teil des normalen Wasserkreislaufes. Regen fällt bekanntlich eigenständig auf die Felder. Etwa 450 l stammen aus „grauem Wasser“, womit sauberes Wasser gemeint ist, das gebraucht wird, um verschmutztes Wasser zu verdünnen. Die restlichen 550 l sind „blaues Wasser“. Damit ist das Wasser für die künstliche Bewässerung gemeint.

In der Liste der Lebensmittel, für die am meisten blaues Wasser verbraucht wird, stehen Kaffeebohnen, Schokolade und Nüsse ganz oben. Es folgen Rindfleisch, Schweinefleisch, Hühnerfleisch und Eier. Insgesamt zeigt sich, dass beim Aspekt der umweltfreundlichen Ernährung nicht das „Was“ relevant ist, sondern mehr das „Wie“ und „Woher“. Saisonale und regionale pflanzliche und tierische Lebensmittel verbrauchen insgesamt am wenigsten Wasser. Das Problem der Wasserknappheit ist also kein rein Tierisches.

### Überfischung der Weltmeere

Überfischung, also das Fangen von mehr Fischen, als sich natürlicherweise regenerieren lässt, ist ein globales Problem. Durch Überfischung werden ganze Ökosysteme zerstört. Riesige Grundschleppnetze schleifen über den Meeresboden, um dort Fische zu fangen, und zerstören dabei Korallenriffe und andere Unterwasserlebensräume. Durch unbeabsichtigten Beifang werden Tiere geschützter Arten getötet

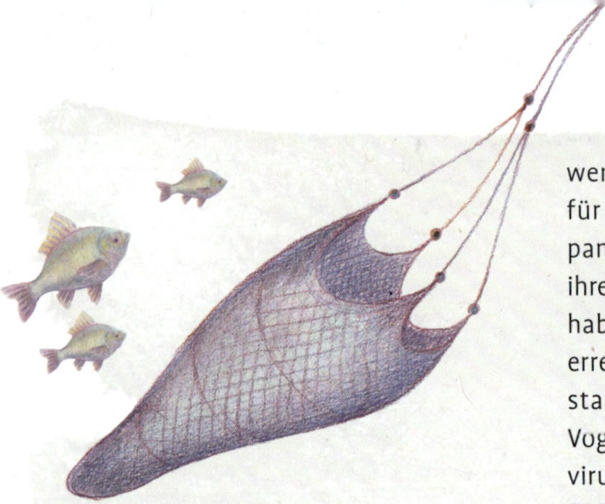

und einige Arten sogar an den Rand des Aussterbens gebracht. Überfischung bringt die Artenvielfalt im Meer durcheinander. Auch die Ernährungssicherheit von Menschen, die auf Fisch als Nahrungsmittel angewiesen sind, wird durch Überfischung gefährdet.
Es gibt Initiativen für verantwortungsvolle Fischerei, die sich gegen Überfischung einsetzen, Beifang minimieren und Lebensräume für Fische erhalten. Dazu zählt das *Marine Stewardship Council*, welches Fischprodukte durch das blaue *MSC*-Siegel zertifiziert. Die Umwelt- und Klimaschutzorganisation *Greenpeace* kritisiert jedoch, *MSC* würde die Siegel zu schnell und an ungeeignete Fischereien vergeben. Viele der zertifizierten Fischereien nutzen weiterhin zerstörerische Fangmethoden und haben hohe Beifangraten. *Greenpeace* empfiehlt, sich nicht blind auf Zertifizierungen zu verlassen und am besten gar keinen Fisch mehr zu konsumieren.

### Zoonosen

Aktueller könnte das Thema kaum sein: Zoonosen, also Krankheitserreger, die vom Tier auf den Menschen übertragen werden, sind eine wachsende Gefahr für die ganze Welt. Die letzte Covidpandemie soll laut aktuellem Stand ihren Ursprung auf einem Wildtiermarkt haben. Und auch andere Krankheitserreger in der Menschheitsgeschichte stammten von Tieren. Darunter das Vogelgrippevirus, das Schweinegrippevirus, Rinderwahn (BSE), Affenpocken, SARS (von Fledertieren), HIV (von Affen) und Ebola (von Affen und Fledertieren). Auch mit bakteriellen Zoonosen wie Salmonellose (von Geflügel, Schweinen, Rindern), Listeriose (von Wiederkäuern) und Campylobacter (von Geflügel) müssen wir tagtäglich umgehen. Je mehr wir in den Lebensraum von Tieren eindringen, sie auf kleinstem Raum industriell halten und ausbeuten, desto wahrscheinlicher werden Zoonosen. Tofu dagegen wird aller Wahrscheinlichkeit nach nie eine Pandemie auslösen. Es gilt deswegen auch aus Sicht des Infektionsschutzes, die Tierhaltung und unser Ernährungssystem grundlegend umzustellen.

### Klima- und Umweltschutz sind ein bedeutender Nebeneffekt der veganen Ernährung

... und wichtige Argumente für eine pflanzenbetonte Ernährung. Begründet werden kann der Veganismus damit aber nicht. Denn wie du gelesen hast, können wir Tiere auch klima- und umweltfreundlich ausbeuten. Nicht in jeder Region der Erde wirkt sich die menschliche Ernährung so verheerend aus wie in der westlichen Welt. Viele

Völker der Erde leben weitgehend umweltverträglich, nämlich von regionalen tierischen und pflanzlichen Produkten. Von einer rein veganen Welt als Optimum zu träumen, hat wenig mit realistischen Überlegungen zu tun. Dafür sind unser Weltwirtschaftssystem und die Vorgänge im Agrarsektor zu komplex. Eine vegane Welt ohne die Nutzung von Tieren für unsere Ernährung und alle sonstigen Produkte würde eine gigantische Umstrukturierung erfordern.

Leider geht der globale Trend gerade in die entgegengesetzte Richtung: Der steigende Wohlstand und die wachsende Weltbevölkerung erhöhen den Fleischbedarf deutlich. Bis 2050 wird eine Steigerung des Bedarfs um 80 % vorausgesagt. Vor allem bei asiatischen und lateinamerikanischen Verbrauchern steigt der Bedarf. Deswegen haben gerade wir als privilegierte, im Überfluss lebende Bewohner Westeuropas die Pflicht, unser Ernährungssystem nachhaltiger und pflanzlicher zu gestalten.

**Es muss definitiv ein Wandel stattfinden,**
denn weitermachen wie bisher können wir dem Planeten zuliebe nicht.

Vielleicht bist du nach dem Lesen des Kapitels nun verunsichert, weil du realisierst, dass du gar nicht hundertprozentig vegan leben musst, um das Klima und die Umwelt zu retten oder besonders gesund zu sein. Trotzdem: Klima-, Umweltschutz und Gesundheit sind wichtige Argumente für eine Ernährungsumstellung auf eine pflanzenbetonte Kost und für die Reduktion von tierischen Lebensmitteln. Wenn du jemanden überzeugen möchtest, dass es sich lohnt, sich pflanzlicher zu ernähren, dann sind diese Reduktionsargumente sehr hilfreich. Sie rechtfertigen aber eben nicht den vollkommenen Verzicht auf Tierprodukte.

→ Du siehst: Der Veganismus ist ein reines Gerechtigkeitsanliegen. Die ethisch motivierte Lebenseinstellung fokussiert sich auf die Reduzierung von Tierausbeutung und Grausamkeit gegenüber Tieren.

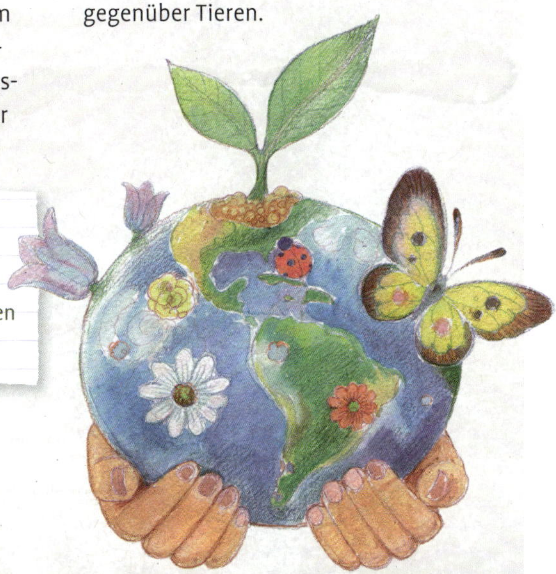

2

# Sich gesund vegan ernähren

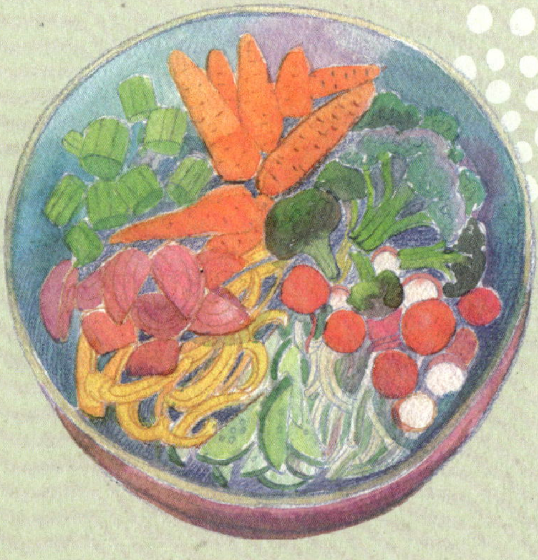

Wie du im ersten Kapitel erfahren hast, kann eine vegane Ernährung gesund sein und das Risiko für viele Erkrankungen senken. Aber das funktioniert nur dann, wenn die Ernährung gut geplant und ausgewogen gestaltet wird. Keine Angst, so kompliziert ist das nicht. Zuerst solltest du das kleine Einmaleins der Ernährung erlernen: die Basics. Dann kann das Wissen einfach auf die vegane Ernährung übertragen werden.

# BASICS EINER GESUNDEN ERNÄHRUNG

In meinen ersten Wochen als Veganerin habe ich mich von Ofengemüse, Sojajoghurt und Spaghetti ernährt. Der Umstieg von der „normalen" Mischkost auf die vegane Ernährung ist mir gar nicht so leichtgefallen. Zeitweise habe ich ab und zu noch auf tierische Produkte zurückgegriffen, weil ich keine Ahnung hatte, was ich stattdessen essen sollte. Hinzu kam, dass so ein Teller Ofengemüse überhaupt nicht satt macht.
Von Makro- und Mikronährstoffen hatte ich keinen blassen Schimmer. Erst nach und nach habe ich verstanden, wie eine gesunde Ernährung aufgebaut ist. Eigentlich ist es ganz einfach: Der menschliche Körper benötigt Energie zum Überleben. Diese zieht er sich aus seiner Nahrung in Form der drei Hauptnährstoffe, auch Makronährstoffe genannt: Kohlenhydrate, Fette und Proteine.

## Kohlenhydrate

Kohlenhydrate sind unsere Hauptenergielieferanten. Sie versorgen unsere Körperzellen mit Energie, damit wir unseren täglichen Aufgaben nachgehen können. Ein anderes Wort für Kohlenhydrate ist Zucker, denn daraus bestehen sie letztlich. Je nachdem, wie sie zusammengesetzt sind, unterscheidet man Kohlenhydrate in:

- **Einfachzucker:** Das sind die Glukose (Traubenzucker) und die Fruktose (Fruchtzucker). Sie befinden sich in Obst und werden Süßwaren und Säften zugesetzt.
- **Zweifachzucker**: Dazu zählt die Saccharose, die aus Glukose und Fruktose besteht. Umgangssprachlich meinen wir mit dem Wort Zucker meist die Saccharose. Sie ist der Haushaltszucker, den wir aus der Küche kennen.

- **Vielfachzucker:** Das sind komplexe Ketten aus Einfachzuckern, die sich zum Beispiel in Getreide, Hülsenfrüchten, Gemüse und Kartoffeln befinden.

## TYPISCHE PFLANZLICHE UND GESUNDE KOHLENHYDRATQUELLEN:

- Getreide wie Weizen, Roggen, Dinkel, Mais, Hafer (am besten in der Vollkornvariante)
- verarbeitete Produkte aus Getreide wie Pasta, Bulgur, Couscous
- Hülsenfrüchte wie Kichererbsen, Kidneybohnen, Linsen, Erbsen, Bohnen
- Gemüse wie Kartoffeln, Süßkartoffeln, Karotten, Kürbis
- Obst wie Äpfel, Bananen, Datteln, Trauben

Die *Deutsche Gesellschaft für Ernährung* (*DGE*) empfiehlt, dass mindestens 50 % der Nahrungsenergie aus Kohlenhydraten kommen sollte. Hast du einen Energiebedarf von 2 000 kcal täglich, dann sollten folglich mindestens 1 000 kcal aus Kohlenhydraten stammen. Deinen individuellen Energiebedarf kannst du zum Beispiel online mit einem Kalorienbedarfsrechner ermitteln oder von einer Ernährungsfachkraft feststellen lassen.

### GOOD TO KNOW:

## LOW CARB UND KETOGEN

In der Low-Carb-Ernährung machen Kohlenhydrate ca. 25 % des Energiebedarfs aus, während der Anteil in der ketogenen Diät gegen 15 % geht. Laut aktueller Studienlage sind beide Diätformen einer Ernährung mit normalem Kohlenhydratanteil nicht überlegen.

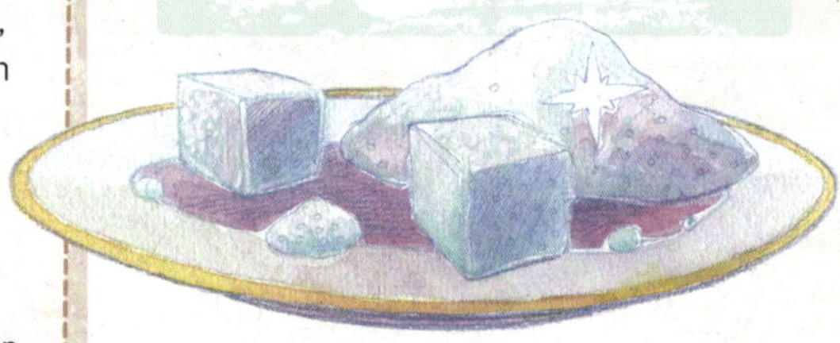

Im besten Fall sollten Lebensmittel mit komplexen Kohlenhydraten die erste Wahl in einer gesunden Ernährung sein. Sie müssen während der Verdauung Stück für Stück aufgebrochen werden und sorgen damit für eine langanhaltende Sättigung. Außerdem enthalten Lebensmittel, die aus komplexen Kohlenhydraten aufgebaut sind, auch jede Menge andere wertvolle Vitamine und Mineralstoffe (= Mikronährstoffe). Einfachzucker sollten seltener und weniger gegessen werden. Sie müssen von unserem Verdauungssystem nicht mehr gespalten werden und dienen damit der direkten Energieversorgung. Sie machen auch nicht sonderlich satt. Lebensmittel, denen viele isolierte Einfachzucker (Glukose und Fruktose) zugesetzt wurden, enthalten prinzipiell

GOOD TO KNOW:

### DER SCHÄDLICHE ZUCKER

Freie Zucker, wie Einfachzucker in Sirup und Fruchtsäften oder weißer Haushaltszucker (Saccharose), haben einen ziemlich schlechten Ruf. Ein hoher Verzehr steht mit vielen ernährungsbedingten Erkrankungen und Zahnkaries in Verbindung und führt schnell zu einer übermäßigen Energiezufuhr. Deswegen empfiehlt die *Deutsche Gesellschaft für Ernährung* (DGE), dass freie Zucker höchstens 10 % der aufgenommenen Gesamtenergie ausmachen sollten. Bei einem Energiebedarf von 2 000 kcal sind das 50 g (denn 1 g Zucker liefert 4 kcal). Wer sich an die Empfehlung hält, hat ein besonders niedriges Risiko für Übergewicht, Diabetes & Co.

Die oft zitierte Behauptung, dass weißer Zucker mit Gift gleichzusetzen wäre, ist natürlich falsch. Chemisch gesehen bleibt Zucker immer gleich – egal ob er aus Zuckerrüben und Zuckerrohr (wie in Haushaltszucker), aus Kokosnüssen (wie bei Kokosblütenzucker) oder aus Obst und Vollkorngetreide stammt. Unser Körper weiß ganz genau, wie er Zucker verstoffwechseln muss, und unser Gehirn ist darauf angewiesen. Um ein schädliches Gift handelt es sich nicht.

weniger wertvolle Nährstoffe. Besonders bei Süßigkeiten, Gebäck, Limonaden und anderen gesüßten Getränken ist das der Fall. Anders verhält es sich bei Obst: Das enthält natürlicherweise Einfachzucker – daneben aber auch wichtige Mikronährstoffe und Ballaststoffe. Damit ist Obst – trotz seines Zuckergehalts – ein nährstoffreiches und gesundes Lebensmittel, das in keiner Ernährung fehlen sollte.

## Fette

Fett dient dem Organismus als wichtigster Energiespeicher. Es hat daneben auch die Funktion als sättigender Nährstoff und als Geschmacks- und Aromaträger in einer Mahlzeit. Fett ist besonders energiereich. Es enthält pro Gramm ganze 9 kcal, während Kohlenhydrate und Proteine nur 4 kcal pro Gramm enthalten. Mengenmäßig sollte Fett laut offiziellen Empfehlungen auch nur 30 % unseres täglichen Energiebedarfs ausmachen.
Fette unterscheidet man chemisch gesehen unter anderem in ihrem Sättigungsgrad:

- **Gesättigte Fette:** Diese Fettsäuren sind für den Menschen in der Ernährung nicht essenziell, denn der Organismus kann sie auch selbst herstellen. Enthalten sind sie in tierischen Lebensmitteln, aber auch in pflanzlichen Fetten wie Kokos- und Palmfett oder Kakaobutter. Diese Fette sind bei Zimmertemperatur fest. Da sie sich ungünstig auf die

Blutfettwerte auswirken können, sollten sie selten gegessen werden.

- **Einfach ungesättigte Fette:** Sie unterscheiden sich chemisch von den gesättigten, da sie eine Doppelbindung in der Fettsäurekette vorweisen. Die Doppelbindung sorgt dafür, dass die Moleküle reaktionsfreudiger sind. Sie reagieren also gerne mit ihrer Umgebung. Enthalten sind einfach ungesättigte Fettsäuren vor allem in Olivenöl, Samen und Nüssen.
- **Mehrfach ungesättigte Fette:** Diese enthalten mehrere Doppelbindungen, sind deshalb sehr reaktionsfreudig und werden schnell ranzig. Deswegen sollte man sie kühl und lichtgeschützt lagern. Man unterscheidet weiter in:
  - **Omega-3-Fettsäuren:** Die erste Doppelbindung findet sich hier am dritten Kohlenstoffatom in der Fettsäurenkette. Omega-3-Fettsäuren gehören zu den gesündesten Fetten, denn sie wirken entzündungshemmend und können das Risiko für eine Erkrankung der Herzkranzgefäße senken. Sie müssen über die Nahrung aufgenommen werden. In Form der Eicosapentaensäure (EPA) und der Docosahexaensäure (DHA) sind sie in Algen enthalten. Durch Anreicherung in der Nahrungskette landen DHA und EPA auch im Fisch. In Form der pflanzlichen Alpha-Linolensäure (ALA) finden sich Omega-3-Fettsäuren in Leinsamen, Chiasamen, Walnüssen, Leinöl, Hanföl und Chiaöl.
  - **Omega-6-Fettsäuren:** Die erste Doppelbindung ist hier an der sechsten Stelle lokalisiert. Auch diese Fettsäuren sind essenziell, können also nicht vom Körper selbst hergestellt werden. Sie sind vor allem in Sonnenblumenöl, Sojaöl, Distelöl und Maiskeimöl enthalten.
  - **Omega-9-Fettsäuren:** Hier ist die erste Doppelbindung an neunter Stelle. Enthalten sind sie vor allem in Olivenöl, Avocado und Nüssen.

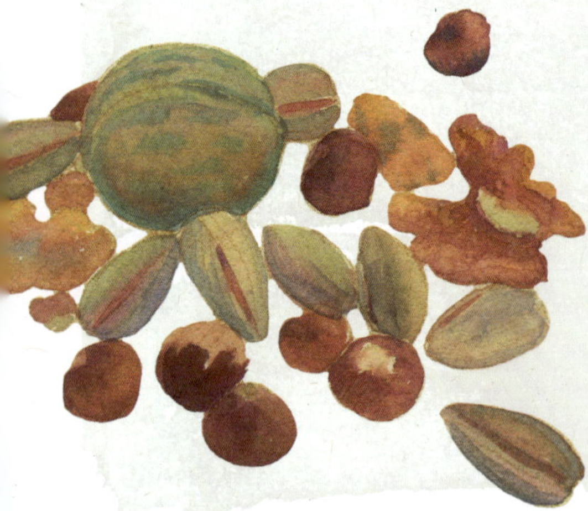

Unterschieden wird auch in Fette tierischen und pflanzlichen Ursprungs. Alle tierischen und pflanzlichen Fette enthalten individuelle Mischungen aus gesättigten und ungesättigten Fettsäuren. Gesättigte Fettsäuren, wie sie vermehrt in tierischen Lebensmitteln vorkommen, wirken sich in großen Mengen ungünstig auf unsere Gesundheit aus. Ernährungsfachgesellschaften weltweit empfehlen, vorwiegend einfach und mehrfach ungesättigte Fette zu konsumieren. Der Anteil an gesund-

## DIESE PFLANZLICHEN FETTQUELLEN SOLLTEST DU BEVORZUGEN:

- Nüsse wie Walnüsse, Cashews, Paranüsse, Mandeln, Haselnüsse, Erdnüsse, Pistazien, Pekannüsse, Macadamianüsse
- Samen und Kerne wie Leinsamen, Chiasamen, Hanfsamen, Sesam, Kürbiskerne, Sonnenblumenkerne
- Öle wie Algenöl, Leinöl, Olivenöl, Rapsöl, Walnussöl
- Avocados, Oliven

heitlich unvorteilhaften gesättigten Fetten sollte geringgehalten werden. Daneben gibt es noch die Transfette, die bei der industriellen Fetthärtung und beim hohen Erhitzen von Fetten entstehen. Sie befinden sich in Fast Food, Frittiertem, Backwaren und Chips. Da ein Verzehr in großem Umfang das Risiko für Herzerkrankungen erhöhen kann, sollten sie besser nur in geringen Mengen gegessen werden.
Das viel gefürchtete Cholesterin, ein Fettbegleitstoff, ist in pflanzlicher Nahrung kaum enthalten. Cholesterin an sich ist jedoch nicht der Feind, sondern die Ernährung insgesamt: Ein Übermaß an stark cholesterinhaltigen, fettigen tierischen Lebensmittel wirkt sich ungünstig auf die Blutfettwerte und damit auf das Herz aus.

### GOOD TO KNOW:

## VEGAN ZUM ABNEHMEN

Die vegane Ernährung hat den Ruf, Körperfett schmelzen zu lassen. Und es stimmt, dass vegan lebende Menschen in der Regel einen niedrigeren Body-Mass-Index (BMI) haben. Viele pflanzliche Lebensmittel haben eine ideale Energiedichte: Sie machen satt, ohne zu viel Energie (Kalorien) zu liefern, und versorgen uns gleichzeitig mit Nährstoffen. Wer sich nur von Ofengemüse ernährt, wird also früher oder später ein paar Kilos verlieren. Eine ausgewogene vegane Ernährung besteht aber aus mehr als nur Gemüse und bedeutet damit nicht automatisch eine Gewichtsabnahme, denn energiereiche Fette, komplexe Kohlenhydrate und Proteine aus Pflanzen versorgen uns genauso gut mit Energie wie tierische Lebensmittel.

Generell gilt: Um Körperfett zu verlieren, ist ein Energiedefizit nötig. Es muss mehr Energie verbraucht als zugeführt werden. Ein Energiedefizit kann durch mehr Bewegung, also einen höheren Energieverbrauch, oder durch eine kalorienärmere Ernährung erreicht werden – und die ist mit einem fleischhaltigen Speiseplan genauso möglich wie mit einem vegetarischen oder veganen.

## Proteine

Protein wird umgangssprachlich Eiweiß genannt. Es dient auch – aber nicht in allererster Linie – der Energieversorgung. Eiweiß übernimmt viele wichtige Funktionen zum Aufbau von Körpersubstanz. So dienen Proteine in unserem Körper als Baumaterialien für Zellen, sie schützen unser Immunsystem, bringen unsere Muskeln zur Bewegung oder arbeiten als Enzyme. Protein setzt sich aus Ketten vieler kleiner Bausteine zusammen, den Aminosäuren. Genau 21 Aminosäuren werden im Organismus zum Aufbau von Protein genutzt. Davon sind neun Aminosäuren unentbehrlich bzw. essenziell, da sie vom Körper nicht selbst hergestellt werden können. Deswegen ist es besonders wichtig, sie über die Nahrung aufzunehmen. Einige Aminosäuren sind semi-essenziell, können also unter bestimmten Bedingungen selbst hergestellt werden.
Zu den wichtigsten Proteinquellen in einer mischköstlichen Ernährung gehören Fleisch, Fisch, Milch sowie

### TYPISCHE PFLANZLICHE UND GESUNDE PROTEINQUELLEN:

- Hülsenfrüchte wie Kichererbsen, Kidneybohnen, Linsen, Erbsen, Bohnen, Lupinen
- Produkte aus Sojabohnen wie Tofu, Tempeh, Sojaschnetzel, Sojadrink, Sojajoghurt
- Getreideprodukte wie Haferflocken, Brot, Pasta (am besten aus Vollkorngetreide)
- Seitan (Weizeneiweiß)
- Pseudogetreide wie Quinoa, Amaranth
- Nüsse, Samen und Kerne wie Cashews, Mandeln, Erdnüsse, Sonnenblumenkerne, Leinsamen, Hanfsamen

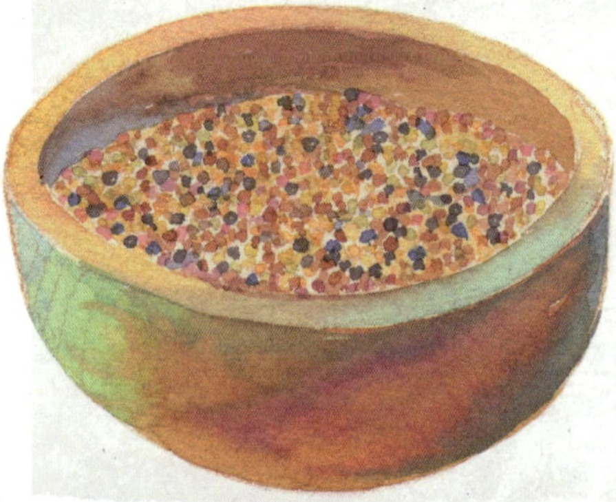

Milchprodukte und Eier. In der veganen Ernährung fallen all diese Lebensmittel weg. Das erklärt die neugierige Frage vieler Mischköstler danach, wie Veganer denn ihren Eiweißbedarf nur mit Pflanzen decken können. Mittlerweile zeigt die Studienlage recht einheitlich, dass Veganer problemlos den empfohlenen Proteinbedarf von 0,8 g pro kg Körpergewicht decken können. Bei einer 70 kg schweren Person sind das 56 g Protein. Wie leicht dieser Bedarf zu decken ist, zeigt dieses Beispiel:
Ein Frühstück aus Haferflocken, Nüssen, Samen und Sojadrink enthält über 21 g

Protein. Ein Mittagessen aus Vollkornpasta mit Linsenbolognese und einem Cashew-„Parmesan"-Topping kann schon etwa 20 g Protein liefern. Die restlichen 15 g Protein enthält ein kleines Seitansteak mit Gemüse am Abend.

GOOD TO KNOW:

## PROTEINPULVER

Manche Veganer greifen gerne auf ein Pulver aus Erbsen-, Soja-, Reis-, Nuss- oder Hanfprotein zurück. Es ist aber problemlos möglich, auch ohne ein solches Pulver den kompletten Proteinbedarf zu decken. Nicht einmal vegane Hobbysportler müssen darauf zurückgreifen. Wichtig ist es, sich an der Vielzahl an pflanzlichen Proteinquellen zu bedienen. Ein Proteinpulver kann natürlich genutzt werden, wenn man den Geschmack mag oder damit die Konsistenz einer Mahlzeit verändern will.

Manch ambitionierter Fleischesser behauptet gerne, dass pflanzliches Protein minderwertig sei, denn es besäße nicht alle essenziellen Aminosäuren. Das stimmt nicht! Pflanzliche wie auch tierische Lebensmittel enthalten alle essenziellen Aminosäuren, die unser Körper benötigt.
In dem Zusammenhang geht es oft um die sogenannte biologische Wertigkeit. Sie beschreibt, wie effektiv unser Körper Nahrungsprotein in körpereigenes Protein umwandelt. Das ist stark von der Verteilung an Aminosäuren in einem Lebensmittel abhängig. Je ähnlicher die Aminosäureverteilung dem menschlichen Bedarf ist, desto effektiver ist die Umwandlung. Tierische Proteinquellen haben eine bessere biologische Wertigkeit und sind tendenziell besser verdaulich als pflanzliche. In pflanzlichen Lebensmitteln gibt es Aminosäuren, die mengenmäßig weniger stark vertreten sind. Die Aminosäure, die in einem Lebensmittel in geringster Konzentration vorkommt, wird limitierende Aminosäure genannt. In pflanzlichen Lebensmitteln ist die limitierende Aminosäure meist Lysin.

## GUTE LYSIN-LIEFERANTEN SIND:

- Erdnüsse, Cashews, Mandeln, Sonnenblumenkerne, Erbsen, Linsen, Sojabohnen und Kichererbsen

Pflanzliche Lebensmittel haben damit eine geringere biologische Wertigkeit als tierische Produkte. Das macht sie jedoch nicht minderwertig! Die biologische Wertigkeit lässt sich problemlos erhöhen, indem man verschiedene pflanzliche Proteinquellen miteinander kombiniert. Kombiniert werden muss nicht innerhalb einer Mahlzeit. Es reicht aus, über den Tag verteilt verschiedene Proteinquellen zu essen. Das kann zum Frühstück ein belegtes Vollkornbrot sein, zum Mittagessen Hummus aus Kichererbsen und Gemüse und zum Abendbrot eine Tofu-Gemüse-Pfanne.

## GUTE VEGANE PROTEINKOMBINATIONEN:

Als gute Kombination für hochwertiges pflanzliches Protein gelten (Vollkorn-)Getreide und Hülsenfrüchte. Das können Spaghetti mit Linsenbolognese, Vollkornbrot mit Hummus oder ein Bohnenburrito sein. Gut kombiniert werden können auch Hülsenfrüchte mit Nüssen, Samen und Kernen. Zum Beispiel in einem Kichererbsensalat mit Pinienkernen. Und auch eine Gemüse-Getreide-Kombi liefert hochwertiges Protein, wie beispielsweise in einer Couscous-Gemüse-Pfanne.

Manche Veröffentlichungen sprechen mit Blick auf Veganer von einem empfohlenen Proteinbedarf von 1,0 g pro kg Körpergewicht statt nur von 0,8 g. Hierbei möchte man sichergehen, dass die Zufuhr unter allen Umständen gedeckt ist. Für diese Empfehlung gibt es bisher aber keine Übereinstimmung unter den Fachgesellschaften.

## Mikronährstoffe

Kurz zusammengefasst: Kohlenhydrate, Fette und Proteine dienen der Versorgung des Körpers mit Energie. Mikronährstoffe hingegen liefern keine Energie, sind aber dennoch wichtig für zahlreiche Körperfunktionen. Deswegen müssen wir sie über die Nahrung aufnehmen.

Zu den Mikronährstoffen zählen Vitamine und Mineralstoffe. Beide können noch in weitere Unterkategorien eingeteilt werden. Es gibt zum Beispiel die wasserlöslichen Vitamine, die nicht oder nur kurz in unserem Körper gespeichert werden. Nehmen wir zu hohe Mengen davon auf, werden sie über die Niere ausgeschieden und landen meist im Urin in der Toilette. Die Ausnahme bildet Vitamin B12, das über Jahre als Reserve in der Leber dienen kann. Gleiches gilt für die fettlöslichen Vitamine, die sogar in hoher Menge gespeichert werden. Mineralstoffe werden nochmals in Mengen- und Spurenelemente eingeteilt, je nachdem, ob sie in höheren Konzentrationen oder nur in „Spuren" im Organismus vorliegen.

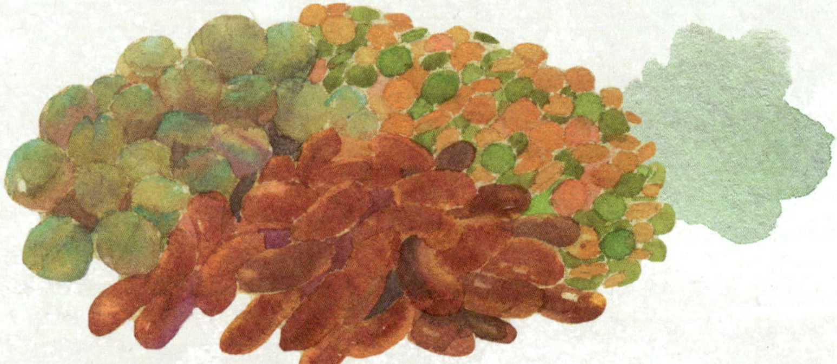

## Übersicht der Mikronährstoffe

| Mikronährstoff-gruppe | Vertreter |
|---|---|
| wasserlösliche Vitamine | Vitamin B1, Vitamin B2, Niacin, Vitamin B6, Pantothensäure, Biotin, Folat, Vitamin B12, Vitamin C |
| fettlösliche Vitamine | Vitamin A (Vorstufe: Carotinoide), Vitamin D, Vitamin E, Vitamin K (K1 und K2) |
| Mengenelemente | Natrium, Kalium, Calcium, Magnesium, Chlorid, Phosphor, Schwefel |
| Spurenelemente | Eisen, Zink, Jod, Kupfer, Mangan, Selen, Molybdän, Chrom, Kobalt |

Mikronährstoffe befinden sich in tierischen und in pflanzlichen Lebensmitteln. Je nachdem, in welcher chemischen Form sie vorliegen und mit welcher Nahrung sie aufgenommen werden, unterscheidet sich ihre Bioverfügbarkeit. Aus manchen Nahrungsmitteln können Mikronährstoffe also besser aufgenommen werden als aus anderen.

Das Spurenelement Eisen ist ein gutes Beispiel dafür. Es unterliegt sehr vielen hemmenden oder aber fördernden Einflüssen. Wird Eisen zusammen mit Vitamin C aufgenommen, kann mehr Eisen in die Körperzellen geschleust werden. Stattdessen wirkt Phytinsäure in Getreide hemmend auf die Eisenaufnahme. Außerdem macht es einen Unterschied, wie Eisen chemisch gebunden ist. So unterscheiden sich zweiwertiges Häm-Eisen (in Fleisch und Fisch) und dreiwertiges Nicht-Häm-Eisen (in Pflanzen) in ihrer Bioverfügbarkeit: Das Häm-Eisen wird besser aufgenommen als das Nicht-Häm-Eisen.

So viel zur trockenen Theorie. Tatsächlich muss sich niemand große Gedanken um die verschiedenen Spurenelemente und wasserlöslichen Vitamine machen. Eine ausgewogene, bunte Ernährung deckt fast alle wichtigen Mikro- und Makronährstoffe ab. Trotzdem ist es gut, sich schon mal mit dem Thema befasst zu haben. Denn in jeder Ernährungsweise gibt es bestimmte kritische Nährstoffe, die besondere Aufmerksamkeit benötigen. Welche das in der veganen Ernährung sind, erfährst du auf den Seiten 48–64.

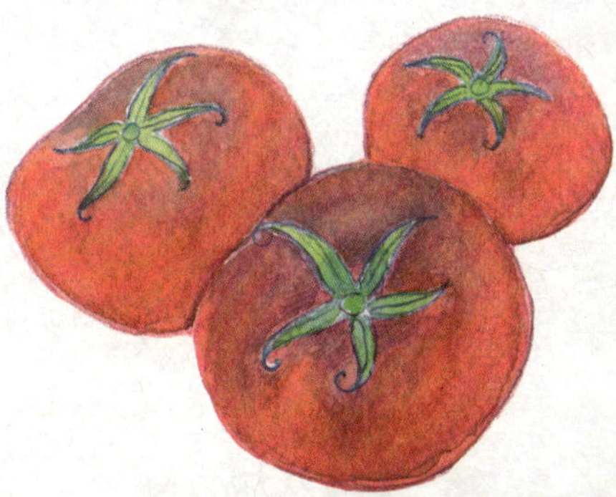

## GOOD TO KNOW:

### BUNTE LEBENSMITTEL

Iss bunt! Orientiere dich bei der Zusammenstellung deiner Mahlzeiten an den Farben des Regenbogens. Denn ein bunter Teller aus verschiedenfarbigem Obst, Gemüse und Getreide hat einen besonderen Vorteil: Er liefert einen vielfältigen Mix aus essenziellen Mikronährstoffen und bioaktiven Substanzen. Natürliche Farbe in Lebensmitteln bedeutet einen hohen Gehalt an sekundären Pflanzenstoffen. Eine rote Zwiebel liefert tendenziell mehr gesundheitsförderliche Stoffe als eine weiße! Dasselbe Prinzip gilt für braune statt weiße Champignons und für die dreifarbige Quinoamischung statt der einfarbigen.

Und je nach Farbe liefern Gemüse und Obst unterschiedliche Nährstoffe. Grünes Gemüse liefert viel Folat, Calcium, Magnesium und Vitamin K. Orange-, rot- und gelbfarbenes Gemüse und Obst enthält besonders viele Carotinoide und Vitamin C.

## Bioaktive Substanzen

Neben den Mikro- und den Makronährstoffen gibt es noch die bioaktiven Substanzen, die nicht zu den Nährstoffen zählen, aber trotzdem gesundheitsförderlich sind. Dazu gehören Ballaststoffe und sekundäre Pflanzenstoffe. Beides befindet hauptsächlich in pflanzlichen Lebensmitteln!

Ballaststoffe sind die Faser- und Quellstoffe in Pflanzen. Sie können von menschlichen Verdauungsenzymen nicht abgebaut werden, sind also nicht verdaulich. Hier kommen unsere Darmbakterien ins Spiel, die einige der Ballaststoffe als Futter nutzen und verdauen (fermentieren). Das bedeutet: Ballaststoffe bilden keinen Ballast für unseren Darm, sondern sind wichtig, um die guten Darmbakterien am Leben zu erhalten. Außerdem wird die Darmbewegung durch Ballaststoffe beschleunigt, damit es auf der Toilette besser läuft. Bei den meisten Ballaststoffen handelt es sich um die gesunden komplexen Kohlenhydrate. Erwachsene sollten mindestens 30 g Ballaststoffe täglich essen.

Sekundäre Pflanzenstoffe erfüllen in Pflanzen verschiedene Aufgaben. Sie wirken als Duft-, Geschmacks-, Farb- und Abwehrstoffe. Wichtige sekundäre Pflanzenstoffe sind Carotinoide, Polyphenole und Phytoöstrogene. Für den Menschen wirken sie gesundheitsförderlich, wenn sie mit der Nahrung aufgenommen werden. Isolierte sekundäre Pflanzenstoffe in Nahrungsergänzungsmitteln haben meist entweder keine oder aber unerwünschte Effekte. Deswegen gilt: lieber über das ganze Lebensmittel aufnehmen statt über die Kapsel!

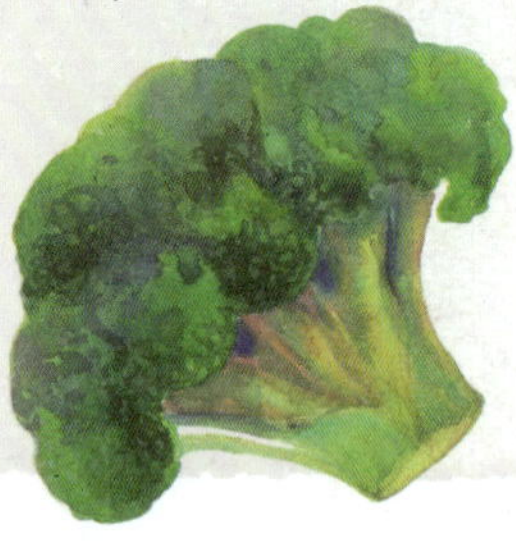

# DIE VEGANE ERNÄHRUNGSPYRAMIDE

Du kennst nun die Basics einer gesunden Ernährung. Die neuen Erkenntnisse lassen sich gut in einer Ernährungspyramide zusammenfassen, die bildlich zeigt, wie eine gesunde vegane Ernährung in der Praxis aussehen kann.

Eine solche Ernährungspyramide oder einen Ernährungsteller hast du sicherlich schon einmal gesehen. Für eine mischköstliche Ernährung gibt es sie zum Beispiel von der *DGE*. Für die vegane Ernährung wurde eine angepasste Pyramide entwickelt, die „Gießener vegane Lebensmittelpyramide“.

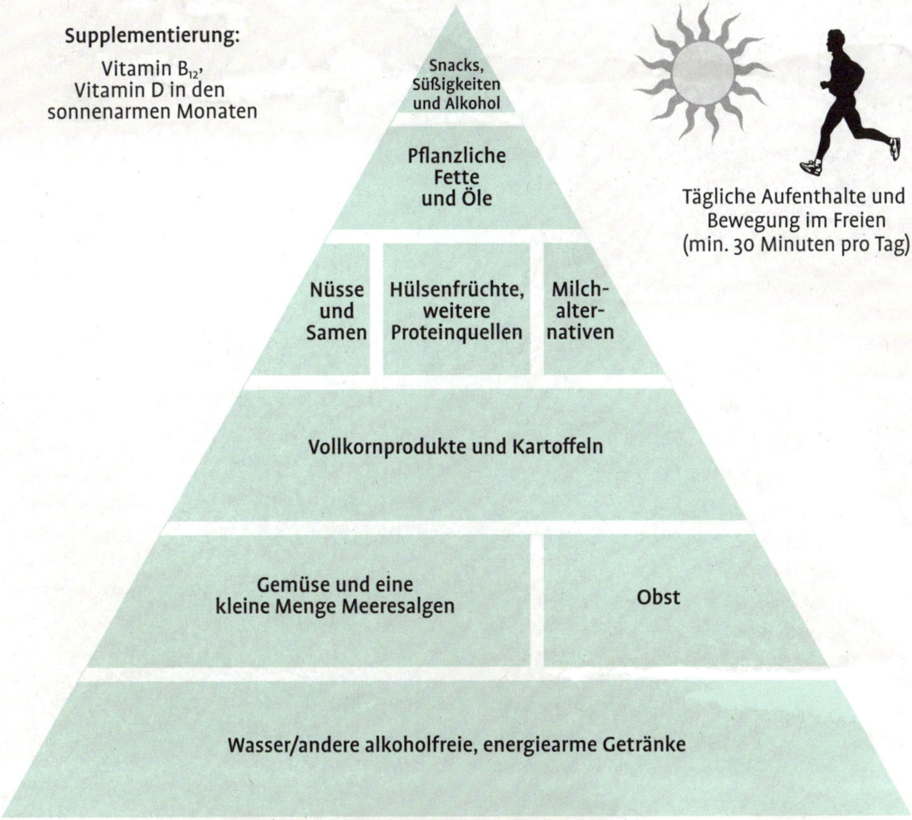

**Wasser** und andere alkoholfreie, energiearme Getränke (wie ungesüßter Tee und Mineralwässer) bilden die Basis der Pyramide. Sie sollten für die Hauptflüssigkeitszufuhr genutzt werden. Erwachsene sollten etwa 1,5 l täglich trinken. Bei Hitze und während sportlicher Aktivitäten kann ein halber Liter mehr pro Stunde nötig sein.

**Gemüse und Obst** sind die Grundlage für jede Mahlzeit. Hier gilt: Je bunter, desto besser! Gemüse und Obst versorgen uns mit Mikronährstoffen, sekundären Pflanzenstoffen und Ballaststoffen. Täglich sollten etwa drei Portionen Gemüse (mindestens 400 g) und zwei Portionen Obst (mindestens 250 g) gegessen werden.

Eine kleine Menge an **Meeresalgen** ist für die Jodversorgung zuständig, denn in der veganen Ernährung fällt der jodreiche Fisch als Lebensmittel weg. Es gibt verschiedene Sorten von essbaren Algen, die vor allem in der asiatischen Küche genutzt werden. Manche Algen sind stark jodhaltig (wie Kombu, Arame, Dulse), einige liefern moderate Mengen (wie Wakame und Hijiki). Eine angemessene, niedrige Menge an Jod enthalten Norialgen. Das sind die Algen, die sich in Sushi und Misosuppen befinden. Die Gefahr einer Jodüberdosierung ist gering, wenn Norialgen in moderaten Mengen genutzt werden. Idealerweise sollten ein gehäufter Teelöffel Noriflocken oder 1,5 Noriblätter täglich in die Mahlzeiten eingebaut werden. Diese Empfehlungen gelten für Norialgen mit einem Jodgehalt von 5 mg je 100 g Noriblätter bzw. 15 mg je 100 g Noriflocken.

> Algen gibt es mittlerweile in jedem größeren Supermarkt, im Biomarkt oder im asiatischen Supermarkt.
> **Achte darauf, dass der Jodgehalt der Algen auf der Verpackung abgedruckt ist.**
> Das ist ein guter Hinweis dafür, dass die Algen engmaschig kontrolliert werden und nicht zu hohe Mengen Jod enthalten.

**Vollkornprodukte und Kartoffeln** dürfen in der veganen Ernährung nicht fehlen. Vollkorn enthält gegenüber Auszugsmehlprodukten mehr Ballast- und Mikronährstoffe und sollte deswegen dem Weißmehl vorgezogen werden. Wenn dir der Umstieg schwerfällt, kannst du auch mit kleinen Mengen Vollkorn starten. Beispielsweise lassen sich Vollkornnudeln super unter helle Nudeln mischen. Empfohlen werden drei Portionen täglich. Das sind ungefähr drei Handvoll gegartes Getreide, Nudeln und Reis, zwei bis drei Scheiben Brot oder zwei bis drei mittelgroße Kartoffeln.

**Nüsse und Samen** können roh als Topping und in Form von Nussmus verwendet werden. Sie sind die wichtigste Fettquelle in der veganen Ernährung. Eine kleine Handvoll (30 g) täglich ist optimal.

Als **Proteinquelle** sind Hülsenfrüchte, Tofu, Tempeh, Lupinenprodukte und Seitan (Weizeneiweiß) ideal geeignet.

> **HÜLSENFRÜCHTE**
>
> gibt es im Glas, in der Dose, getrocknet (zum selbst kochen), frisch oder gefroren.
>
> **TOFU, TEMPEH, SEITAN UND LUPINEN**
>
> finden sich meistens im Kühlfach oder in haltbarer Form im Supermarktregal.

Hier kannst du immer wieder Abwechslung reinbringen. Ideal ist eine Portion täglich, was einer guten Handvoll entspricht. Hülsenfrüchte sind nicht immer leicht bekömmlich, vor allem wenn man sie bisher nicht regelmäßig gegessen hat. Da sie so ballaststoffreich sind, können sie schnell zu einem aufgeblähten Bauch und Blähungen führen. Meistens ist das nur Gewöhnungssache! Wer Erbsen, Linsen, Bohnen & Co. noch nicht regelmäßig gegessen hat, kann mit kleinen Mengen starten und sich langsam auf höhere Mengen steigern. Hilfreich ist es auch, die getrockneten rohen Hülsenfrüchte über Nacht einzuweichen und dann lange zu kochen. Das macht sie bekömmlicher.

**Milch-Alternativen** wie Pflanzendrinks und Pflanzenjoghurts sind eine wichtige Quelle für Protein, Calcium und Vitamin B12 (wenn sie damit angereichert wurden). Mittlerweile gibt es eine Vielzahl an pflanzlichen Milch-Alternativen aus Soja, Lupine, Hafer, Mandel, Cashew, Dinkel und einigem mehr. Manchmal ist es nötig, sich durch verschiedene Produkte durchzuprobieren, bis der ideale Ersatz gefunden ist. Oder du stellst deine liebste Milch-Alternative einfach selbst her – auf www.ulmer.de/how-to-vegan findest du ein Rezept dazu. Etwa 300 bis 600 g Pflanzendrink täglich sind ein guter Orientierungswert.

**Pflanzliche Fette und Öle** sollten nur einen kleinen Teil der täglichen Ernährung ausmachen, sind aber dennoch wichtig für die Versorgung mit den gesunden Omega-3-, Omega-6- und Omega-9-Fettsäuren. Mehr als 2 bis 3 Esslöffel sollten es aber nicht sein, da Fette und Öle sehr energiedichte Lebensmittel sind, also viele Kalorien (Energie) auf wenig Menge liefern. Davon sollte ein Löffel auf Omega-3-reiches Pflanzenöl entfallen. Das kann ein Algenöl (1 Teelöffel) oder beispielsweise ein mit DHA und EPA angereichertes Leinöl (1 Esslöffel) sein.

An der Spitze der Pyramide befinden sich **Snacks, Süßigkeiten und Alkohol**. Gerade die ersten beiden dürfen die Ernährung ergänzen. Die große Anzahl an veganen Süßigkeiten muss schließlich getestet werden! Balance is the key: Wer sich an gesunden Lebensmitteln aus den unteren Teilen der

Ernährungspyramide sattgegessen hat, darf sich gelegentlich auch an der Pyramidenspitze bedienen. Bei Alkohol gilt: Am besten gar keinen trinken. Schon kleine Mengen erhöhen das Risiko für Mund-, Rachen- und Speiseröhrenkrebs. Als maximal tolerierbare tägliche Aufnahmemenge gelten 20 g Alkohol für gesunde Männer und 10 g für gesunde Frauen.

### WAS SONST NOCH WICHTIG IST:

Zu einem gesunden Lebensstil zählt der tägliche Aufenthalt von 30 Minuten mit Bewegung im Freien. Diese sind gerade für die Bildung des Sonnenhormons Vitamin D sehr wichtig. Im Winter wird ein Vitamin D-Supplement empfohlen. Ein weiteres unverzichtbares Nahrungsergänzungsmittel ist Vitamin B12. Dieses Vitamin kann auch bei einer optimalen veganen Ernährung nicht abgedeckt werden und muss zwingend supplementiert werden.
Und zu guter Letzt: Zum Salzen sollte immer jodiertes Speisesalz (optimalerweise ein Jod-Selen-Salz) verwendet werden.

# KRITISCHE NÄHRSTOFFE UND WO SIE ZU FINDEN SIND

In jeder Ernährungsweise, ob mischköstlich, vegetarisch oder vegan, gibt es kritische Nährstoffe. Das sind die Makro- und Mikronährstoffe, die, wenn man nicht darauf achtet, schnell fehlen.

So könnte eine einseitige mischköstliche Ernährung wenig Folat, Vitamin C, Jod und Omega-3-Fettsäuren liefern. Vitamin D ist übrigens ein kritischer Nährstoff in jeder Ernährung, denn über 80 % unseres Bedarfs wird durch die Eigenproduktion über Sonneneinstrahlung in der Haut gedeckt.

Die folgenden Nährstoffe können in der veganen Ernährung kritisch werden:

## Vitamin B12

Vitamin B12 ist ein wasserlösliches Vitamin. Nur bestimmte Mikroorganismen im Boden oder im Darm von Wiederkäuern können es bilden. Daher ist es zwar in tierischen Produkten wie Fleisch, Fisch, Eiern und Milch enthalten, nicht aber in Pflanzen. Auch im menschlichen Dickdarm befindet sich Vitamin B12. Wir können es jedoch nicht für uns nutzen, denn es müsste dazu schon im vorher liegenden Dünndarm vorkommen, wo das Vitamin aufgenommen wird. Auch viele andere Tierarten haben dieses Problem. Um an den Mikronährstoff zu kommen, fressen sie Insekten, andere Tiere oder ihren eigenen Kot.

Als einziges B-Vitamin hat Vitamin B12 den Vorteil, dass es über längere Zeit in unserem Körper gespeichert werden kann. Ein Erwachsener kann bis zu 3 mg Vitamin B12 speichern, deswegen kann ein Neu-Veganer bis zu sechs Jahre ohne Mangelsymptome leben. Erschöpfung, Müdigkeit, ein schwaches Immunsystem, Verwirrung und Schlaflosigkeit deuten auf einen Vitamin B12-Mangel hin.

## VEGANE LEBENSMITTEL MIT VITAMIN B12-GEHALT:

- Fermentiertes wie Sauerkraut, Kimchi und Bier. Die Mengen sind allerdings so klein, dass sie für die Bedarfsdeckung nicht relevant sind.
- Angereicherte Pflanzendrinks und andere Ersatzprodukte. Ersatzprodukte sollten allerdings nicht die Hauptnahrungsquelle darstellen.

GOOD TO KNOW:

## ALGEN UND VITAMIN B12

Immer wieder taucht die Behauptung auf, Algen wären reich an Vitamin B12. Sie enthalten allerdings nur inaktive Formen des Vitamins, die wir nicht aufnehmen können.

Daher gilt: Sobald der Speicher stark absinkt, sollte er wieder aufgefüllt werden. Dafür stehen in der veganen Ernährung mehrere Möglichkeiten zur Verfügung:

- Nahrungsergänzungsmittel in Form von Tropfen, Kautabletten, Lutschpastillen oder Kapseln
- Vitamin B12-haltige Zahnpasta: Während des Zähneputzens wird Vitamin B12 über die Mundschleimhaut aufgenommen.
- Vitamin B12-Spritze: Die Spritze wird vom Arzt in den Muskel des Oberarms, unter die Haut oder direkt ins Blut verabreicht und muss in regelmäßigen Abständen wiederholt werden.

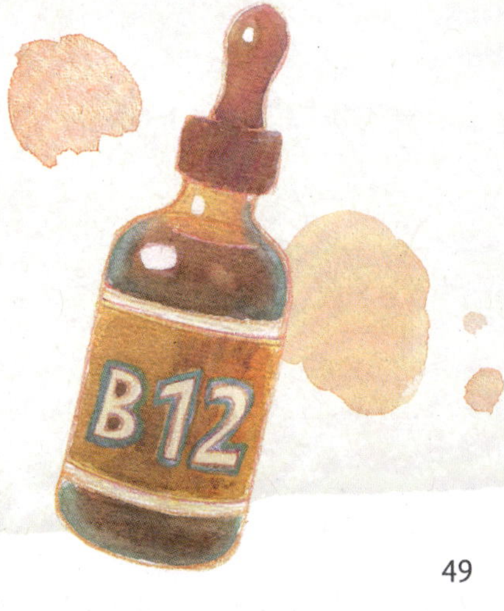

### Tägliche Vitamin B12-Zufuhr

**Empfehlungen der *Deutschen Gesellschaft für Ernährung***

| Alter | Zufuhrempfehlung in µg |
|---|---|
| **Säuglinge** | |
| 0–3 Monate | 0,5 |
| 4–11 Monate | 1,4 |
| **Kinder** | |
| 1–3 Jahre | 1,5 |
| 4–6 Jahre | 2,0 |
| 7–9 Jahre | 2,5 |
| 10–12 Jahre | 3,5 |
| 13–14 Jahre | 4,0 |
| **Erwachsene** | |
| ab 15 Jahren | 4,0 |
| **Schwangere** | 4,5 |
| **Stillende** | 5,5 |

Viele Veganismuskritiker argumentieren, es sei unnatürlich, sich vegan zu ernähren, weil das lebensnotwendige Vitamin B12 nicht ohne Supplementation aufgenommen werden kann. Der Gedanke dahinter ist erst mal verständlich: Wenn man durch seine Ernährung nicht alle essenziellen Nährstoffe aufnimmt, kann sie ja nicht natürlich und damit ideal für uns sein. Aber unsere heutige Ernährung ist gar nicht besonders ursprünglich oder natürlich. Sie wurde über die Jahrzehnte optimiert, damit sie für uns bedarfsdeckend ist. Zum Beispiel wird unser Salz künstlich jodiert und Nutztiere bekommen Zusätze wie Vitamin B12, Selen und Jod in ihr Futter. Da Rinder und andere Wiederkäuer mithilfe des Spurenelements Kobalt ihr eigenes Vitamin B12 im Magen-Darm-Trakt selbst herstellen können, wird ihnen kobaltreiche Nahrung angeboten. Hühner und Schweine erhalten neben ihrem Mastfutter auch eln Mineralfuttermittel, das reich an verschiedenen Nährstoffen ist. Im Umkehrschluss heißt das: Veganer verzichten auf diesen Umweg übers Nutztier und müssen eben ihr eigenes „Mineralfutter" einnehmen.

## Vitamin D

Kein anderes Vitamin ist für die Gesamtbevölkerung Deutschlands so kritisch wie das Vitamin D. Etwa 15 % der Deutschen haben einen Vitamin D-Mangel, und sogar mehr als 50 % haben suboptimale Blutwerte. Ein starker Mangel kann sich in Müdigkeit, Antriebsschwäche, schlechter Stimmung, Infektanfälligkeit bis hin zu Depressionen äußern. Gerade im Winter kommt es zu einem Vitamin D-Mangel: Das Vitamin – das eigentlich ein Hormon ist – entsteht mithilfe von Sonnenstrahlen direkt in unserer Haut, und zwischen Oktober und April ist die Sonnenstrahlung in Mitteleuropa zu schwach, als dass wir genügend Vitamin D bilden könnten. Das ist nicht weiter schlimm, denn unser Körper kann Vitamin D im Sommer speichern, damit wir es im Winter nutzen können. Wer aber schon im Sommer schlecht versorgt ist, weil er beispielsweise

## Tägliche Vitamin D-Zufuhr

**Empfehlungen der *Deutschen Gesellschaft für Ernährung***

| Alter | Zufuhrempfehlung in µg, bei fehlender körpereigener Produktion |
|---|---|
| **Säuglinge** 0–11 Monate | 10 (400 IE)* |
| **Alle anderen** | 20 (800 IE)* |

* in Klammern: der entsprechende Wert in der „Internationalen Einheit“

durch einen Bürojob nicht oft genug raus an die Sonne kommt, der rutscht im Winter schneller in eine Mangelsituation. Für eine optimale Versorgung sollten wir im Frühling und Sommer unsere nackte Haut täglich bis zu 25 Minuten der Sonne aussetzen. Das Sonnenhormon ist hauptsächlich für seine positiven Auswirkungen auf die Knochengesundheit bekannt. Es fördert den Knochenaufbau und beeinflusst darüber hinaus auch die Muskelkontraktion, die Immunfunktion und viele weitere Stoffwechselprozesse in unserem Körper. Deswegen ist es sehr wichtig, unabhängig von der Ernährungsweise ein Auge auf die Vitamin D-Versorgung zu haben.

### VEGANE LEBENSMITTEL MIT VITAMIN D-GEHALT:

- Champignons und Steinpilze, die unter UV- oder Tageslicht kultiviert oder in der Sonne getrocknet wurden
- angereicherte Margarine
- angereicherte Ersatzprodukte wie Pflanzendrink und pflanzlicher Käse
- Wichtigste Quelle ist die Sonne, denn mehr als 80 % unseres Bedarfs decken wir durch die eigene Produktion mithilfe der Sonnenstrahlung.

## Vitamin A

Pflanzliche Nahrung enthält kein Vitamin A, dafür aber eine Vorstufe davon: Carotinoide. Das wohl bekannteste und mengenmäßig wichtigste ist das Beta-Carotin. Es wird in der Darmschleimhaut in Vitamin A umgewandelt. In tierischer Nahrung befindet sich bereits das sogenannte Retinol, ein schon vorgeformtes Vitamin A, das über den Darm aufgenommen wird. Vitamin A ist eigentlich kein überaus kritischer Nährstoff in der veganen Ernährung. Trotzdem kann es bei sehr einseitiger Ernährung ohne genügend Obst und Gemüse und damit Beta-Carotin oder bedingt durch eine genetische Veranlagung zu einer schlechteren Versorgung kommen. Letztere kann dazu führen, dass Beta-Carotin um 32 bis 69 % schlechter in Vitamin A umgewandelt werden kann. Laut aktueller Studienlage ist diese Genvariante eine spezielle und seltene Mutation.

### VEGANE LEBENSMITTEL MIT HOHEM VITAMIN A-GEHALT:

- orange-, rot- und gelbfarbene Früchte und Gemüse wie Karotte, Süßkartoffel, Kürbis, Tomate, Paprika, Papaya, Melone
- dunkelgrünes Blattgemüse wie Grünkohl, Feldsalat, Rucola und Spinat

**Pro-Tipp:** Beta-Carotin-reiche Lebensmittel zerkleinern und gemeinsam mit fettreichen Lebensmitteln kochen.

So wird eine stark verbesserte Bioverfügbarkeit des Provitamins und somit eine höhere Umwandlungsrate in Vitamin A erreicht.

Trotzdem: Es gibt diese Fälle und damit einen weiteren Grund, warum Veganismuskritiker die Ernährungsweise für unnatürlich halten. Aber ein genetisch „vorprogrammierter“ Vitamin A-Mangel kann in jedem Individuum unabhängig von der Ernährungsweise auftauchen.

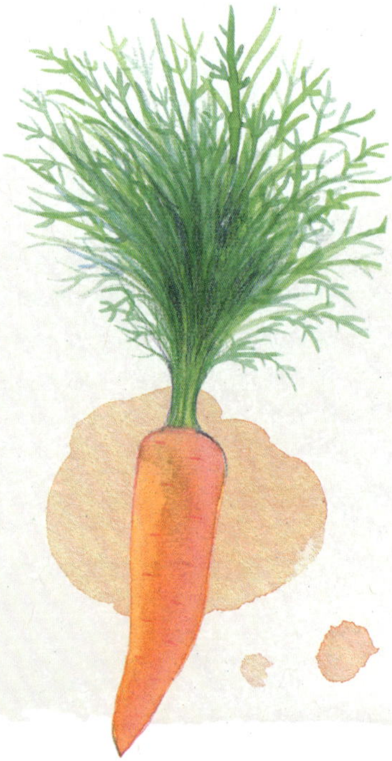

## Tägliche Vitamin A-Zufuhr

**Empfehlungen der *Deutschen Gesellschaft für Ernährung***

| Alter | Zufuhrempfehlung von Retinolaktivitätsäquivalent in µg |
|---|---|
| **Säuglinge** | |
| 0–3 Monate | 500 |
| 4–11 Monate | 400 |
| **Kinder** | |
| 1–3 Jahre | 300 |
| 4–6 Jahre | 350 |
| 7–9 Jahre | 450 |
| 10–12 Jahre | 600 |
| **Jugendliche** | |
| 13–14 Jahre | männlich: 800; weiblich: 700 |
| 15–18 Jahre | männlich: 950; weiblich: 800 |
| **Erwachsene** | |
| 19–64 Jahre | männlich: 850; weiblich: 700 |
| ab 65 Jahren | männlich: 800; weiblich: 700 |
| **Schwangere** | 800 |
| **Stillende** | 1300 |

Die meisten von uns müssen sich um einen Vitamin A-Mangel aber keine Gedanken machen. Der tägliche Bedarf kann zum Beispiel durch etwa 130 g Karotten oder 120 g Süßkartoffeln gedeckt werden. Da aber viele pflanzliche Lebensmitteln kleine Mengen Carotinoide enthalten, sammeln sich die Mengen über den Tag verteilt automatisch an.

Der Bedarf von Vitamin A wird in sogenannten Retinolaktivitätsäquivalenten (RAE) angegeben. Denn die verschiedenen Vitamin A-Verbindungen werden vom Körper unterschiedlich aufgenommen und umgewandelt: Mit der Angabe in RAE wird ein einheitlicher Wert geschaffen. 1 µg RAE entspricht dabei 1 µg Vitamin A in tierischen Lebensmitteln, 12 µg BetaCarotin in pflanzlichen Lebensmitteln und 24 µg anderen Carotinoiden in pflanzlichen Lebensmitteln.

### RECHENBEISPIEL:

Wenn 100 g Tomate 590 µg Beta-Carotin enthalten, muss die Menge durch 12 geteilt werden, um die RAE zu ermitteln. Denn 12 µg Beta-Carotin entsprechen 1 RAE. 100 g Tomate enthalten also 49 µg RAE.

## Jod

Als Spurenelement ist Jod ein essenzieller Bestandteil unserer Schilddrüsenhormone T3 und T4. 50 % des Jodbestandes im Körper befindet sich in unserer Schilddrüse. Schilddrüsenhormone beeinflussen viele unserer Stoffwechselvorgänge, unsere Gehirnaktivität, die Knochen und Muskulatur bis hin zur Verdauung.

Bei einem Jodmangel verringert sich die Konzentration an Schilddrüsenhormonen. Das regt die Schilddrüse zum Wachsen an, damit sie mehr Hormone produzieren kann. So entsteht der bekannte Kropf an der Vorderseite des Halses, dort, wo die Schilddrüse sitzt. Außerdem kann es bei einem Jodmangel zu Müdigkeit, Konzentrationsstörungen, trockener Haut und Lethargie kommen. In der Schwangerschaft steigt bei Jodmangel das Risiko einer Fehlgeburt.

In Europa sind ca. 45 % der Bevölkerung von einem Jodmangel betroffen, in Deutschland gilt Jod als kritischer Nährstoff für die Allgemeinbevölkerung. Die Jodversorgung ist stark abhängig vom Wohnort. Jod befindet sich in Fisch und andere Meeresprodukten sowie in Eiern und Kuhmilch, denn dem Tierfutter wird Jod zugesetzt. Mithilfe von Algen und Jodsalz lässt sich der Jodbedarf auch in der veganen Ernährung problemlos decken. Aber Achtung: Der Jodgehalt in Lebensmitteln schwankt stark. Je nach Abbaugebiet befindet sich mehr oder weniger Jod in Algen und Jodsalz. Stark jodhaltige Algen (wie Arame, Dulse, Wakame) solltest du nur in kleinen Mengen genießen. Norialgen und jodiertes Speisesalz haben einen moderaten Jodgehalt und gelten deswegen als sichere Jodquellen. Jodsalz als alleinige Jodquelle reicht nicht aus. Jodiertes Kochsalz enthält pro Kilogramm 15 bis 25 mg Jod. Um den Bedarf eines Erwachsenen zu decken, bräuchte es also 8 bis 13 g jodiertes Salz pro Tag. Die *DGE* empfiehlt allerdings eine tägliche Salzaufnahme von höchstens 6 g (1 Teelöffel). Es ist also zwingend notwendig, auch andere Jodquellen in die Ernährung einzubauen.

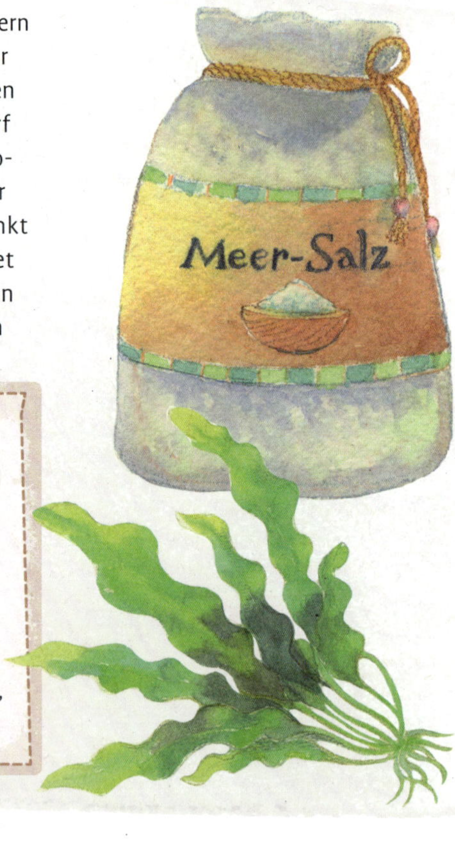


## VEGANE LEBENSMITTEL MIT HOHEM JODGEHALT:

- Algen wie Nori, Arame, Dulse, Wakame
- jodiertes Speisesalz
- geringe Mengen auch in Champignons, Brokkoli, Erdnüssen, Spinat, Kürbiskernen, Cashews

## Tägliche Zufuhr von Jod

**Empfehlungen der *Deutschen Gesellschaft für Ernährung***

| Alter | Zufuhrempfehlung in µg |
|---|---|
| **Säuglinge** | |
| 0–3 Monate | 40 |
| 4–11 Monate | 80 |
| **Kinder** | |
| 1–3 Jahre | 100 |
| 4–6 Jahre | 120 |
| 7–9 Jahre | 140 |
| 10–12 Jahre | 180 |
| **Erwachsene** | |
| 13–50 Jahre | 200 |
| ab 51 Jahren | 180 |
| **Schwangere** | 230 |
| **Stillende** | 260 |

**Pro-Tipp:** Norialgenblätter sind nicht nur im Sushi lecker. Sie eignen sich auch gezupft in Salaten und Suppen, als Wrap für Reis oder als Topping auf asiatischen Nudelgerichten.

## Selen

Selen ist ein essenzielles Spurenelement, das in den Böden vorkommt. Leider sind die Böden in Mitteleuropa arm an Selen, weswegen unsere Nahrungsmittel weniger davon enthalten, als wir eigentlich benötigen. In Finnland werden die Böden mit Selen angereichert und in den USA sind sie schon reich an dem Spurenelement. In Deutschland gibt es aktuell noch keine Anreicherung der Böden. Stattdessen wird Selen dem Futtermittel für Nutztiere zugegeben, damit es über den Umweg der Tierprodukte auch in unseren Körper gelangt. In der veganen Ernährung sollte deswegen ein Augenmerk auf die Versorgung mit Selen gelegt werden.
Selen ist an der Immunabwehr und an der gesunden Funktion der Schilddrüse

### VEGANE LEBENSMITTEL MIT HOHEM SELENGEHALT:

- Paranüsse
- Steinpilze
- angereicherte Äpfel (Sorte: Selstar®)
- angereichertes Speisesalz (Jod-Selen-Salz)
- geringe Mengen auch in Cashews, Sojabohnen, weißen Bohnen, Linsen, Reis, Kichererbsen, Quinoa und Champignons

beteiligt und wirkt als Schutzfaktor gegenüber oxidativen Schäden. Bei einem Selenmangel verschlechtert sich die Muskelfunktion und bei Männern kommt es zu einer gestörten Spermienbildung.

Es gibt ein paar pflanzliche Lebensmittel, die natürlicherweise viel Selen anreichern: Dazu gehören Paranüsse, deren Selengehalt aber je nach Herkunftsregion stark schwankt. Mit einer Paranuss könnte man den Tagesbedarf somit entweder über- oder aber unterschreiten. Paranüsse tendieren außerdem dazu, Verbindungen wie Barium und Radium anzureichern, die in hohen Mengen toxisch wirken können. In normalen Mengen sind sie aber nicht problematisch, da sie hauptsächlich unlösliche Verbindungen anreichern, die wir nicht aufnehmen können. Laut Bundesamt für Strahlenschutz ist die

## Tägliche Zufuhr von Selen

**Empfehlungen der *Deutschen Gesellschaft für Ernährung***

| Alter | Geschätzte angemessene Zufuhrmenge in µg |
|---|---|
| **Säuglinge** | |
| 0–3 Monate | 10 |
| 4–11 Monate | 15 |
| **Kinder** | |
| 1–3 Jahre | 15 |
| 4–6 Jahre | 20 |
| 7–9 Jahre | 30 |
| 10–12 Jahre | 45 |
| **Jugendliche** | |
| 13–14 Jahre | 60 |
| **Erwachsene** | |
| ab 15 Jahren | männlich: 70; weiblich: 60 |
| **Schwangere** | 60 |
| **Stillende** | 75 |

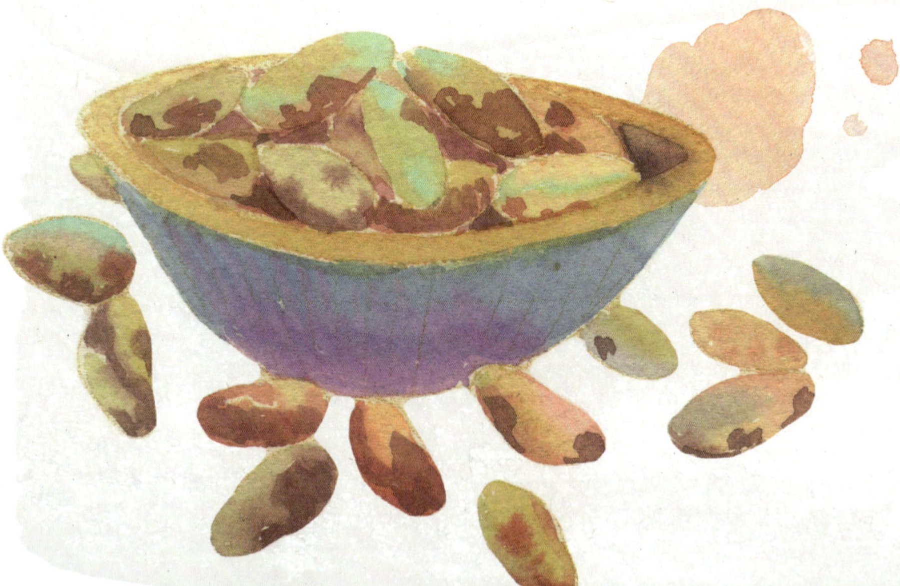

mögliche Strahlenbelastung in Paranüssen zudem nicht mit negativen Gesundheitswirkungen verbunden, wenn wir nur wenig davon konsumieren. Wer seinen Bedarf an Selen mit Paranüssen decken und die Strahlendosis zugleich gering halten will, sollte ein bis zwei Stück täglich essen.
Auch Steinpilze weisen hohe Selengehalte auf, sind aber teuer und stehen bei den meisten deswegen nicht oft auf dem Speiseplan. Neu auf dem Markt ist mit Selen angereichertes Speisesalz, das ebenfalls zu einer guten Versorgung beitragen kann.

## Eisen

Eisen ist ein essenzielles Spurenelement und wirkt vor allem als Überträger von Sauerstoff im Körper: Die Eisenatome im Hämoglobin (Farbstoff der roten Blutkörperchen) binden Sauerstoff, welchen sie über das Blut ins Gewebe transportieren. Eisen ist auch ein Bestandteil von Enzymen, die unseren Körper vor freien Radikalen schützen oder an der Herstellung von Hormonen beteiligt sind. Und es spielt eine große Rolle im Energiestoffwechsel.
Bei einem Eisenmangel fühlen wir uns müde, abgeschlagen und erschöpft. Blässe, verringerte Leistungsfähigkeit, brüchige Nägel und Haarausfall können ebenfalls auftreten.
Ernährungsphysiologisch betrachtet ist Fleisch ein guter Eisenlieferant. Eisen in Tierprodukten besteht aus Häm-Eisen und Nicht-Häm-Eisen und ist ein zweiwertiges Eisen. Dieses kann direkt in unseren Dünndarm aufgenommen werden. Pflanzliches Eisen hingegen besteht nur aus Nicht-Häm-Eisen und ist ein dreiwertiges Eisen. Es muss im Körper erst in das zweiwertige Eisen umgewandelt werden. Dies geschieht mithilfe der Salzsäure im Magen.

### VEGANE LEBENSMITTEL MIT HOHEM EISENGEHALT:

- Samen und Kerne wie Kürbiskerne, Sesam, Hanfsamen, Leinsamen
- Nüsse wie Mandeln, Pistazien, Haselnüsse, Walnüsse
- Haferflocken, Vollkornprodukte
- Tofu, Linsen, Kichererbsen und Sojabohnen
- Pseudogetreidesorten wie Amaranth und Quinoa
- Kräuter wie Petersilie, Thymian, Minze und Sauerampfer

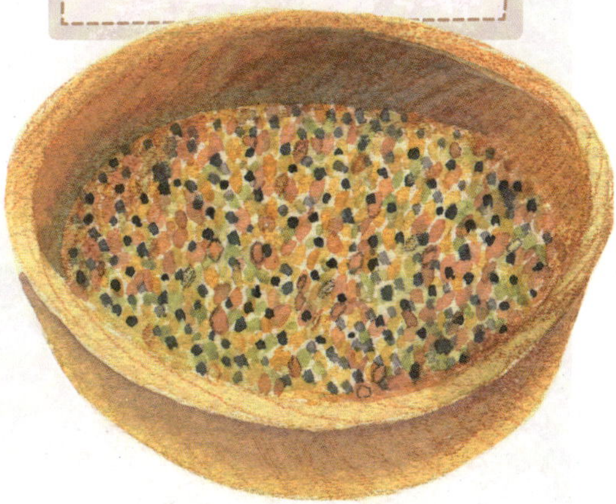

## GOOD TO KNOW:

# KEIMENLASSEN

Keimenlassen oder Sprossenziehen ist gar nicht so kompliziert, wie es klingt. Alles, was du brauchst, sind Samen und Körner (von Getreide, Hülsenfrüchten, Saaten), Wasser, ein Glas und ein Sieb. Es gibt auch spezielle Keimgläser, die bereits ein Sieb enthalten. Um deine Samen keimen zu lassen oder zu ganzen Sprossen aufzuziehen, musst du so vorgehen:

1. Keimsaat in das Glas geben und über Nacht in genügend Wasser einweichen;

2. das Wasser am nächsten Morgen durch das Sieb abschütten und die Keimsaat abspülen;

3. die befeuchtete Keimsaat an einem hellen Ort stehen lassen und jeden Tag bis zu dreimal abspülen.

Nach einigen Tagen erkennst du die kleinen Sprossen, die aus dem Keimling ausgetreten sind. Gleichzeitig hat sich der Gehalt an Vitaminen, Mineralstoffen und Ballaststoffen stark erhöht und die Phytinsäure wird dank entstandener Enzyme abgebaut. Keimlinge sollte man kurz blanchieren, um mögliche Krankheitserreger abzutöten. Wer sie roh essen will, sollte dies gleich nach dem Ziehen tun und die Keimlinge vorher gut waschen. Am besten machen sie sich als Topping auf Broten, Salat und bunten Bowls.

Auch Ascorbinsäure (Vitamin C) und andere organische Säuren wie Zitronensäure und Milchsäure können Nicht-Häm-Eisen umwandeln.
Es gibt allerdings Stoffe, die dazu führen, dass das Eisen aus der Nahrung nicht optimal aufgenommen wird. Dazu gehören beispielsweise Polyphenole in Kaffee, Tee und Kakao. Auch Tannine (im Wein) und Phytinsäure (in Getreide) hemmen die Eisenaufnahme.
Dürfen wir diese Lebensmittel dann also nicht zu uns nehmen? Doch! Denn gerade Getreideprodukte versorgen unseren Körper mit vielen wichtigen Nährstoffen. Die Phytinsäure kann verringert werden, indem wir das Getreide vorher fermentieren, zum Keimen bringen, einweichen oder erhitzen. Die Phytinsäure wird dabei durch das Enzym Phytase abgebaut oder durch Hitze zerstört.
Wir sollten die eisenhemmenden Lebensmittel also nicht aus der Ernährung streichen, sondern stattdessen den Fokus auf eisenfördernde Substanzen legen! Vitamin C kann die Eisenabsorptionsrate um bis zu 30 % erhöhen. Paprika, Kohlgemüse und Zitrusfrüchte enthalten besonders viel Vitamin C.

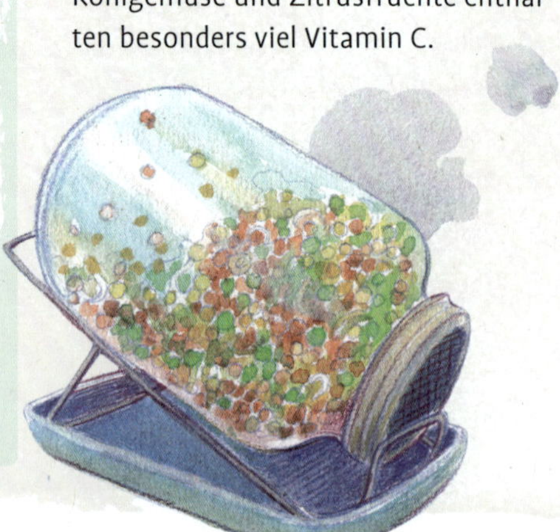

## Tägliche Zufuhr von Eisen

**Empfehlungen der *Deutschen Gesellschaft für Ernährung***

| Alter | Zufuhrempfehlung in mg |
|---|---|
| **Säuglinge** | |
| 0–3 Monate | 0,5 |
| 4–11 Monate | 8 |
| **Kinder** | |
| 1–6 Jahre | 8 |
| 7–9 Jahre | 10 |
| 10–14 Jahre | männlich: 12; weiblich: 15 |
| **Jugendliche** | |
| 15–18 Jahre | männlich: 12; weiblich: 15 |
| **Erwachsene** | |
| 19–50 Jahre | männlich: 10; weiblich: 15 |
| ab 51 Jahren | 10 |
| **Schwangere** | 30 |
| **Stillende** | 20 |

Ein Spritzer Zitrone in einem eisenreichen Gericht kann also wahre Wunder bewirken! Fermentierte Lebensmittel wie Sauerkraut, Kimchi, Tempeh und Sauerteigbrot enthalten Milchsäure, welche die Absorptionsrate ebenfalls stark erhöht. Schwefelhaltige Lebensmittel wie z. B. Knoblauch und Zwiebeln enthalten die Aminosäure Cystein, die auch absorptionsfördernd wirkt. Durch eine Kombination aus mehreren eisenaufnahmefördernden Lebensmitteln kann auch pflanzliches Eisen optimal aufgenommen werden.

## Calcium

Der Mineralstoff Calcium kommt in unserem Körper mengenmäßig am häufigsten vor. 99 % der Calciumvorräte befinden sich in unseren Knochen und Zähnen. Calcium spielt eine wichtige Rolle im Stoffwechsel, für unsere Knochen, Zähne, Muskeln, Nerven und in der Blutgerinnung.
Ein bedeutender Calciumlieferant in der Mischkost sind Kuhmilch und Milchprodukte, vor allem Käse und Quark.

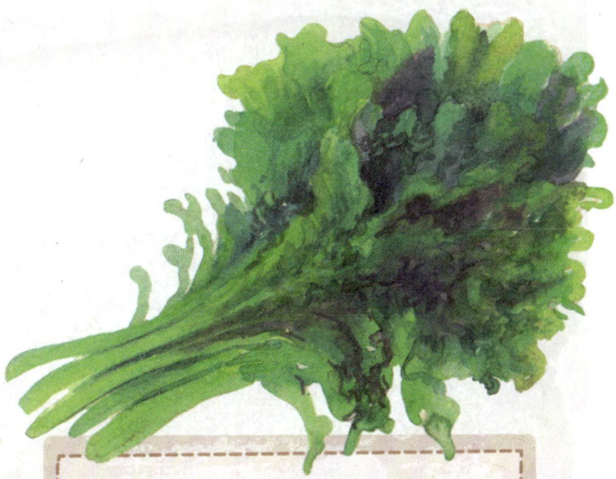

### VEGANE LEBENSMITTEL MIT HOHEM CALCIUMGEHALT:

- Tofu
- Nüsse und Samen
- grünes Gemüse und Kohlgemüse
- Hülsenfrüchte
- angereicherte Pflanzendrinks
- calciumreiches Mineralwasser (ab > 400 mg Calcium pro l)

Calcium aus tierischen Produkten wird in der Regel besser aufgenommen als das aus pflanzlichen Lebensmitteln. Das liegt auch hier daran, dass viele aufnahmehemmende Substanzen wie Phytinsäure, Oxalsäure und bestimmte Ballaststoffe dazu führen können, dass Calcium schwer lösliche und nicht aufnehmbare Komplexe bildet. Das ist jedoch nur dann ein Problem, wenn man sich einseitig und calciumarm ernährt. Auch mit pflanzlichen Lebensmitteln lässt sich der Calciumbedarf problemlos decken.

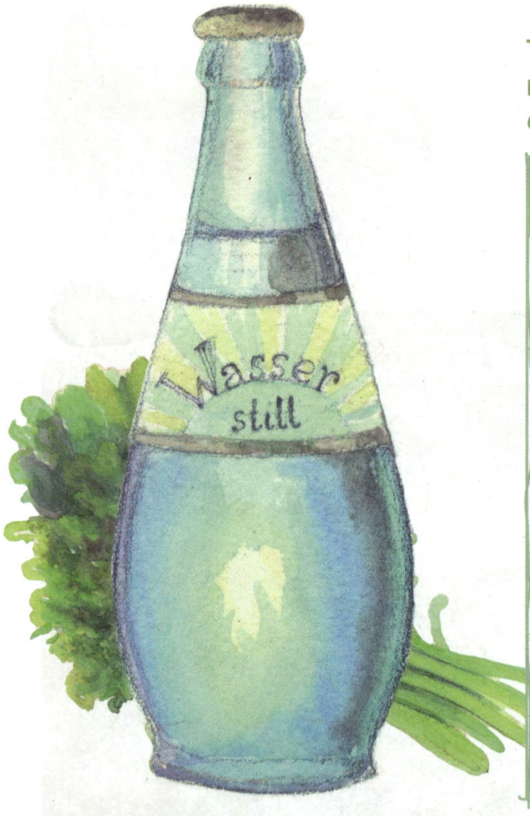


Am effektivsten wird Calcium aus mehreren einzelnen calciumreichen Mahlzeiten aufgenommen. Einige Aminosäuren und Zitronensäure fördern die Aufnahme. Ein guter Vitamin D-Status ist ebenfalls förderlich, denn Calcium ist eng mit dem Vitamin D-Stoffwechsel verbunden.
Die einfachste Variante, um den Calciumbedarf täglich zu decken, ist das Nutzen eines calciumreichen Mineralwassers oder eines calciumangereicherten Pflanzendrinks. Gerade mit einem Mineralwasser kann fast der komplette Bedarf nebenbei abgedeckt werden.

## Tägliche Calcium-Zufuhr

**Empfehlungen der *Deutschen Gesellschaft für Ernährung***

| Alter | Zufuhrempfehlung in mg |
|---|---|
| **Säuglinge** | |
| 0–3 Monate | 220 |
| 4–11 Monate | 330 |
| **Kinder** | |
| 1–3 Jahre | 600 |
| 4–6 Jahre | 750 |
| 7–9 Jahre | 900 |
| 10–12 Jahre | 1100 |
| 13–14 Jahre | 1200 |
| **Jugendliche** | |
| 15–18 Jahre | 1200 |
| **Erwachsene** | |
| ab 19 Jahren | 1000 |
| **Schwangere, Stillende** | 1000 |

Es lohnt sich, online bei den städtischen Wasserwerken den Calciumgehalt des Leitungswassers zu recherchieren. Kalkablagerungen in den Küchengeräten sind ein gutes Zeichen für einen hohen Calciumgehalt im Leitungswasser. Kalk ist nicht schädlich, sondern sogar sehr gut für den Körper: Er besteht aus Calcium und Magnesium, zwei wichtigen essenziellen Mineralstoffen. Was die Küchengeräte nicht so gerne mögen, ist für uns also sehr nützlich.

## Zink

Zink ist nach Eisen das mengenmäßig wichtigste Spurenelement im menschlichen Körper. Es spielt eine wichtige Rolle in verschiedenen Stoffwechselprozessen, beeinflusst das Immunsystem und ist beteiligt an der Wundheilung. Bei einem Zinkmangel kommt es zu Haarausfall, verzögerter Wundheilung, und die Immunfunktion verschlechtert sich. Wie die Aufnahme von Eisen wird auch die von Zink durch Tannine und Phytate gehemmt. Im Gegenzug wirken Säuren wie Vitamin C und Zubereitungsmetho-

### VEGANE LEBENSMITTEL MIT HOHEM ZINKGEHALT:

- Nüsse und Kerne
- Haferflocken, Reis und anderes Vollkorngetreide
- Hülsenfrüchte

### Tägliche Zufuhr von Zink

**Empfehlungen der *Deutschen Gesellschaft für Ernährung***

| Alter | Zufuhrempfehlung in mg |
|---|---|
| **Säuglinge** | |
| 0–3 Monate | 1,5 |
| 4–11 Monate | 2,5 |
| **Kinder** | |
| 1–3 Jahre | 3 |
| 4–6 Jahre | 4 |
| 7–9 Jahre | 6 |
| 10–12 Jahre | m: 9; w: 8 |
| 13–14 Jahre | m: 12; w: 10 |
| 15–18 Jahre | m: 14; w: 11 |
| **Erwachsene ab 19 Jahren** | |
| bei 660 mg Phytatzufuhr | m: 14; w: 8 |
| bei 990 mg Phytatzufuhr | m: 16; w: 10 |
| **Schwangere** | |
| 1. Trimester | |
| bei 660 mg Phytatzufuhr | 9 |
| bei 990 mg Phytatzufuhr | 11 |
| 2. bis 3. Trimester | |
| bei 660 mg Phytatzufuhr | 11 |
| bei 990 mg Phytatzufuhr | 13 |
| **Stillende** | |
| bei 660 mg Phytatzufuhr | 13 |
| bei 990 mg Phytatzufuhr | 14 |

den wie Fermentation, Einweichen und Keimenlassen aufnahmefördernd.
Die Zufuhrempfehlungen für Zink werden vom Phytatgehalt der Ernährung abgeleitet. Bei veganer Ernährung ist die Phytatzufuhr in der Regel höher als bei einer mischköstlichen Ernährung. Wer sehr viele Vollkornprodukte, Hülsenfrüchte und Protein konsumiert, führt seinem Körper viel Phytat zu und hat entsprechend einen höheren Zinkbedarf. Eine ausgewogene, bunte und abwechslungsreiche vegane Ernährung liefert ausreichend Zink.

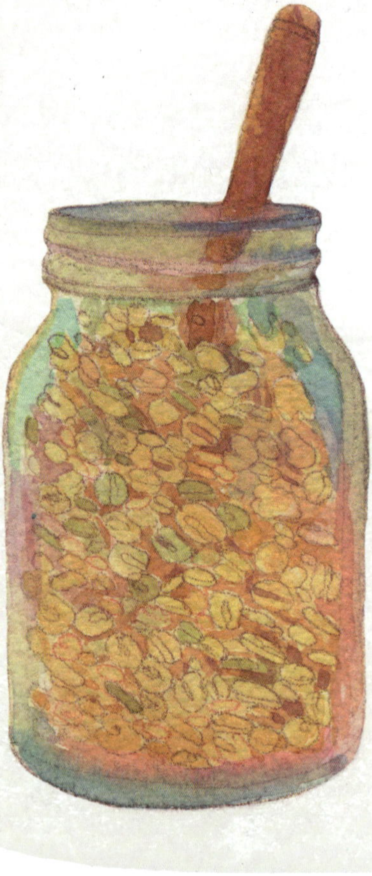

## Vitamin B2

Kuhmilch und Milchprodukte sind eine wichtige Quelle für Vitamin B2, auch Riboflavin genannt. Damit ist Vitamin B2 ein kritischer Nährstoff in der veganen Ernährung.
Da sich Vitamin B2 vor allem auch in den Randschichten des Getreidekorns befindet, ist Vollkorngetreide eine sehr gute Quelle für das Vitamin. Und die Aufnahme lässt sich durch Keimung sogar noch erhöhen.
Auch hier zeigt sich wieder, wie wichtig es ist, die vegane Ernährung ausgewogen zu gestalten und sich an allen pflanzlichen Lebensmittelgruppen zu bedienen. Denn wer bunt und abwechslungsreich isst, deckt damit fast alle wichtigen Nährstoffe ab. Gerade die Lebensmittelgruppen Vollkorngetreide, Hülsenfrüchte, Nüsse, Gemüse und Obst sind es nämlich, die uns mit den wichtigsten kritischen Nährstoffen versorgen.

### VEGANE LEBENSMITTEL MIT HOHEM VITAMIN B2-GEHALT:

- Nüsse und Kerne wie Mandeln, Kürbiskerne, Pinienkerne, Haselnüsse
- Pilze
- Hülsenfrüchte, Tofu und Tempeh
- Haferflocken, Reis und anderes Vollkorngetreide

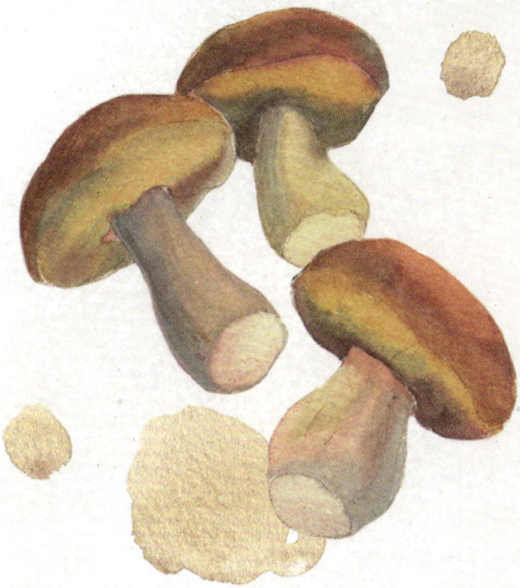

## Tägliche Vitamin B2-Zufuhr

**Empfehlungen der *Deutschen Gesellschaft für Ernährung***

| Alter | Zufuhrempfehlung in mg |
|---|---|
| **Säuglinge** | |
| 0–3 Monate | 0,3 |
| 4–11 Monate | 0,4 |
| **Kinder** | |
| 1–3 Jahre | 0,7 |
| 4–6 Jahre | 0,8 |
| 7–9 Jahre | m: 1,0; w: 0,9 |
| 10–12 Jahre | m: 1,1; w: 1,0 |
| 13–14 Jahre | m: 1,4; w: 1,1 |
| 15–18 Jahre | m: 1,6; w: 1,2 |
| **Erwachse** | |
| 19–50 Jahre | m: 1,4; w: 1,1 |
| ab 51 Jahren | m: 1,3; w: 1,0 |
| **Schwangere** | |
| 2. Trimester | 1,3 |
| 3. Trimester | 1,4 |
| **Stillende** | 1,4 |

## Omega-3-Fettsäuren

Bereits am Anfang des Kapitels hast du von den Omega-3-Fettsäuren als wichtigste Vertreter der mehrfach ungesättigten Fettsäuren gelesen. Dazu gehören die Alpha-Linolensäure (ALA), die Eicosapentaensäure (EPA) und die Docosahexaensäure (DHA). ALA gilt als essenziell, da wir diese langkettige Fettsäure nicht selbst aufbauen können. DHA und EPA werden aus ALA gebildet, die Umwandlungsrate ist aber sehr gering. DHA wird um bis zu 1 % und EPA um 8 bis 12 % aus ALA gebildet. Die Umwandlungsrate variiert von Person zu Person.
DHA ist besonders wichtig für das Gehirn und unsere Nervenzellen sowie für die Netzhaut in unseren Augen.

### VEGANE LEBENSMITTEL MIT HOHEM OMEGA-3-GEHALT:

**Alpha-Linolensäure:**

- Walnüsse, Leinsamen, Hanfsamen, Chiasamen sowie deren Öle
- Kleinere Mengen enthalten Erdnüsse, Haselnüsse, Avocados, Olivenöl, Sonnenblumenöl

**Eicosapentaensäure und Docosahexaensäure:**

- Mikroalgen wie *Schizochytrium* sp. und daraus hergestelltes Mikroalgenöl
- Leinöl, das mit DHA/EPA angereichert wurde

Aus EPA werden entzündungshemmende Stoffe wie Prostaglandine gebildet. Insgesamt sind Omega-3-Fettsäuren ein wichtiger Faktor, um das Risiko von Herz-Kreislauf-Erkrankungen zu reduzieren.
ALA befindet sich hauptsächlich in pflanzlichen Lebensmitteln und dort vor allem in Ölsaaten und Nüssen. Die höchsten Mengen an Omega-3 (ALA) befinden sich im Leinöl. Die beste Quelle für DHA und EPA sind Mikroalgen, also mikroskopisch kleine, einzellige Algen aus dem Meer oder Süßwasserseen. In der mischköstlichen Ernährung wird beides hauptsächlich über den Fischkonsum gedeckt. Fische sind nur deswegen gute Omega-3-Lieferanten, weil sie DHA und EPA über die Nahrungskette anreichern, also durch Mikroalgen und wirbellose Tiere. Aber Vorsicht: Das wichtige Jod, das Fische uns auch liefern, enthalten Mikroalgen nicht.
Die *DGE* empfiehlt eine tägliche Aufnahme von ALA in Höhe von 0,5 % der Energiezufuhr. Bei einem durchschnittlichen Energiebedarf von 2 400 kcal

## Beispielrechnung ALA-Bedarf:

Bei einem Energiebedarf von 2 400 kcal berechnet sich die nötige ALA-Zufuhr durch diese Formel:

2 400 kcal × 0,5 % = 12 kcal

12 kcal : 9 kcal/g = 1,3 g ALA

bedeutet das etwa 1,3 g ALA pro Tag, was mit 1 EL Rapsöl schon erreicht ist. Für DHA/EPA gibt es keine eigene *DGE*-Empfehlung. Nur für Schwangere empfiehlt die *DGE* eine tägliche Zufuhr von 200 mg DHA. Die *Europäische Behörde für Lebensmittelsicherheit* (*EFSA*) empfiehlt allgemein eine tägliche Zufuhr von 250 mg EPA und DHA kombiniert. Diese Menge deckt den Bedarf bei Kindern und Erwachsenen, und die präventive Wirkung von Omega-3-Fettsäuren gegen Herz-Kreislauf-Erkrankungen ist damit gegeben. Besonders einfach lässt sich der Bedarf mithilfe eines Algenöls oder eines Leinöls (mit DHA/EPA angereichert) decken. Achtung: Diese Öle eignen sich nur für die kalte Küche und sollten nicht zum Kochen verwendet werden! Am besten werden sie im Kühlschrank gelagert und schnell aufgebraucht, da Omega-3-Fettsäuren sehr schnell oxidieren.

## Tägliche Zufuhr von Omega-3-Fettsäuren

**Empfehlungen hinsichtlich ALA von der *Deutschen Gesellschaft für Ernährung***

| Alter | in % von der Energiezufuhr |
|---|---|
| **alle Alters- und Bevölkerungsgruppen** | 0,5 |

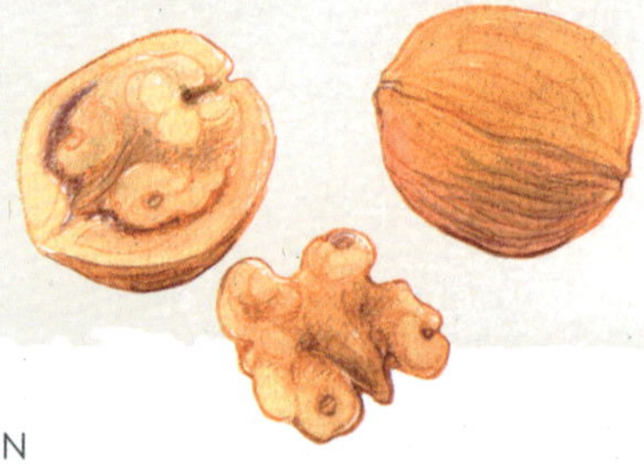

## Cholin & Co.?

Das Fragezeichen hinter der Überschrift soll zu denken geben. Kritiker führen immer neue Substanzen an, die in der veganen Ernährung angeblich kritisch sein sollen. Dazu gehören Cholin (bzw. Lecithin), Kreatin, Kollagen (bzw. Glycin), Carnitin, Taurin und Carnosin. Die Stoffe kommen hauptsächlich in tierischen Lebensmitteln vor. Deswegen liegt es nahe, sie als kritisch in der veganen Ernährung zu bezeichnen. Allerdings bilden wir diese Stoffe allesamt auch selbst in unserem Körper. Im Falle von Cholin sind relevante Mengen in Kohlgemüse, Hülsenfrüchten, Tofu, Weizenkeimen, Nüssen und Vollkorngetreide enthalten. Eine seltene erblich bedingte Anfälligkeit kann dazu führen, dass die Betroffenen die Stoffe nicht gut selbst bilden können. Bis heute ist wissenschaftlich nicht erwiesen, dass diese Substanzen tatsächlich in der veganen Ernährung kritisch wären. Es fehlt auch an offiziellen Zufuhrempfehlungen, sowohl für die Allgemeinbevölkerung als auch für Veganer. Die Empfehlung mancher Supplementhersteller und Ernährungsberater lautet, einfach aus Sicherheitsgründen ein Präparat einzunehmen, das diese Stoffe enthält. Du solltest bei solchen Aussagen kritisch sein und abwarten, bis es offizielle Empfehlungen vonseiten der Ernährungsfachgesellschaften gibt. In Fachgesellschaften sitzt ein großes Team an Experten. Sie kennen die gesamte wissenschaftliche Datenlage und können kompetentere Empfehlungen geben als einzelne Ernährungsberater.

# NÄHRSTOFFMANGEL: BLUTWERTE BESTIMMEN LASSEN

Regelmäßige Check-ups beim Hausarzt sind ganz unabhängig von der Ernährungsweise eine gute Idee. Die vegane Ernährung erhöht als restriktive Ernährungsweise das Risiko für Nährstoffmängel.

Deswegen solltest du ab und zu deinen Gesundheitsstatus durch einen Arzt überprüfen lassen. Gerade am Anfang, wenn du noch nicht so sicher bist, ob du alles richtig machst, kann eine Bestätigung vom Arzt motivieren oder wichtige Hinweise zu notwendigen Anpassungen geben. Vereinbare am besten ein Beratungsgespräch mit deinem Hausarzt und eine anschließende Überprüfung deines Blutbildes. Aber was im Blut sollte man genau messen lassen – einfach „alles"?

Nein, denn tatsächlich kann man nicht jeden Nährstoff zuverlässig im Blut bestimmen. Anhand deiner Aussagen und der Einschätzung des Arztes wird zunächst die Entscheidung getroffen, ob ein kleines oder ein großes Blutbild notwendig ist.

Ein kleines Blutbild kann schon einen ersten Hinweis auf den Gesundheitsstatus geben. Unter anderem werden die roten und weißen Blutkörperchen, der rote Blutfarbstoff Hämoglobin und die Blutplättchen gemessen.

Das große Blutbild, auch Differenzialblutbild genannt, ermittelt neben den Werten im kleinen Blutbild noch weitere. Im Speziellen werden die verschiedenen Typen von weißen Blutkörperchen aufgeschlüsselt und einzeln betrachtet. Das kann schon einen guten Hinweis auf mögliche Erkrankungen und Nährstoffmängel geben. Wenn darüber hinaus genaue Infos über den Vitamin D-, Vitamin B12- und Eisenstatus benötigt werden, müssen zusätzliche Werte angefordert werden. Dasselbe gilt für die Schilddrüsenwerte, die Blutfettwerte und die Blutzuckerwerte. Je nach Fragestellung wird dein Arzt entscheiden, welche Werte er zusätzlich untersuchen lassen möchte.

Am bedeutsamsten für den Gesundheitsstatus von Veganern ist der Vitamin B12-Wert. Alle anderen Blutwerte sollten dann kontrolliert werden, wenn es einen Verdacht auf einen Mangel gibt. In den ersten Jahren deiner veganen Ernährung kannst du deinen Vitamin B12-Wert jedes Jahr überprüfen lassen. So kannst du feststellen, ob du zu wenig oder sogar zu viel Vitamin B12 zu dir nimmst. In manchen Lebenssituationen kann auch die Überprüfung des Eisen- oder Vitamin D-Status zusätzlich Sinn machen. Sprich mit deinem Hausarzt darüber.

Wie erwähnt: Nicht alle Nährstoffe können im Blut untersucht werden. Beispielsweise ist die Jodausscheidung im Urin ein besserer Parameter für die Einschätzung der optimalen Jodzufuhr. Auch kann man nicht immer von einem Blutwert auf den Versorgungsstatus schließen. Die Calciumversorgung lässt sich zum Beispiel über das Blut nicht gut untersuchen. Unser Körper hält die Menge an Calcium im Blut durch verschiedene Mechanismen konstant. Auch der Retinolwert im Blut hat wenig Aussagekraft, was den Versorgungsstatus mit Vitamin A anbelangt. Er verändert sich nur bei einem sehr starken Vitamin A-Mangel.

Einige Parameter eignen sich zudem besser als andere. Bei Vitamin B12 ist der sogenannte Serum-Vitamin-B12-Wert weniger aussagekräftig als der Holo-Transcobalaminwert. Ersterer misst alle Formen von Vitamin B12 im Blut, also auch inaktive. Holo-Transcobalamin ist ein Biomarker, der nur die aktive Form misst.

## Empfohlene Parameter zur Untersuchung des Versorgungsstatus nach *ESPEN*-Leitlinie

| Nährstoff | Parameter | Erklärung |
|---|---|---|
| **Vitamin B12** | Holo-Transcobalamin (Holo-TC) im Blut<br>Methylmalonsäure (MMA) im Blut oder Urin | Zeigt die aktive Form von Vitamin B12 an.<br>ergänzend als Absicherung des Holo-TC-Werts |
| **Vitamin D** | 25-OH-Vitamin-D3 im Blut | aussagekräftigster Marker |
| **Jod** | Schilddrüsenwerte TSH, T3, T4<br>24-h-Sammelurin oder Spontanurin | Ermöglichen Rückschlüsse auf eine Schilddrüsenerkrankung.<br>Ermöglichen Rückschlüsse auf die aktuelle Jodversorgung. |
| **Selen** | Plasma-Glutathion-Peroxidase (GPX-3) im Blut<br>CRP und Albumin im Blut | Zeigt verlässlich kurzfristige Veränderung der Selenzufuhr an.<br>ergänzend zu GPX-3 als Interpretationshilfe |
| **Eisen** | Serum-Ferritin im Blut<br>Hämoglobinwert (Hb-Wert) im Blut<br>Transferrin und Transferrinsättigung im Blut<br>Hepcidin im Blut | Zeigt den Füllgrad des Eisenspeichers.<br>Ergänzend als Absicherung<br>Eisentransportprotein und seine Sättigung<br>Protein, das Eisenaufnahme reguliert |
| **Zink** | Zink im Blut<br>CRP und Albumin | Kann einen Zinkmangel bestätigten.<br>ergänzend zu Zink als Interpretationshilfe |
| **Vitamin B2** | Erythrozyten-Glutathion-Reduktase-Test (EGRAC) des Bluts | Hinweise auf einen B2-Mangel und eine allgemeine Mangelernährung |
| **Omega-3-Fettsäuren** | Omega-3-Index im Blut | Gemessen werden verschiedene Fettsäuren wie ALA, EPA und DHA. |

Eine Haaranalyse eignet sich übrigens überhaupt nicht für eine Untersuchung des Nährstoffstatus. Die *Stiftung Warentest* hat mehrere Haaranalyseanbieter verglichen. Sie erbrachten allesamt verschiedene Ergebnisse – das Risiko einer Fehldiagnose ist damit zu hoch.
Beim nächsten Arztbesuch kannst du die Tabelle auf Seite 67 vorzeigen, wenn du dir eine Untersuchung potenziell kritischer Nährstoffe wünscht. Sie fasst die wissenschaftlich gesicherten sinnvollen Parameter zusammen und wurde von der *Europäischen Gesellschaft für Klinische Ernährung und Stoffwechsel* (*ESPEN*) als Leitlinie herausgegeben.
Die Kosten für eine Überprüfung der Blutwerte unterscheiden sich zwischen den verschiedenen Parametern. Sieht der Arzt eine Notwendigkeit für eine Untersuchung, dann übernimmt die Krankenkasse die Kosten. Ansonsten gilt die Untersuchung als „Individuelle Gesundheitsleistung" (IGeL). Die Kosten können in der Arztpraxis erfragt werden. Es gibt allerdings auch Krankenkassen, die diese Untersuchungskosten auch übernehmen, wenn der Arzt keine Notwendigkeit bestätigt.
Wenn sich nach der Blutuntersuchung herausstellt, dass sich ein Blutwert im Mangelbereich befindet, dann wird das weitere Vorgehen mit dem Arzt abgeklärt. Die meisten Ärzte empfehlen in diesen Fällen ein Nahrungsergänzungsmittel mit einer individuellen Dosierung oder eine Injektion, um den Mangel schnellstmöglich auszugleichen.

## SO FINDEST DU EINE QUALIFIZIERTE ERNÄHRUNGSBERATUNG:

Der Beruf des Ernährungsberaters ist nicht geschützt. Es kann sich also jeder Ernährungsberater nennen, der das möchte. Eine qualifizierte Ernährungsfachkraft erkennst du daran, dass sie eine Ausbildung zum Diätassistenten oder ein Studium im Bereich Ökotrophologie oder Ernährungswissenschaften vorweisen kann. Außerdem sind Ernährungsfachkräfte oft bei einem Berufsverband zertifiziert und können mit der Krankenkasse abrechnen. Weblinks zur Expertensuche findest du im Anhang des Buches. Du kannst dir auch in deiner Hausarztpraxis einen Ernährungsberater empfehlen lassen. Dort erhältst du bei Bedarf eine ärztliche Notwendigkeitsbescheinigung. Mit einer solchen wird deine Krankenkasse dir (Teile der) Kosten erstatten. Auch ohne Bescheinigung kannst du bei deiner Krankenkasse nach einem Zuschuss fragen.

Es bietet sich außerdem eine Ernährungsberatung an, um zu überprüfen, ob du dich langfristig ausgewogen genug ernährst und im Schnitt alle Nährstoffe abdeckst. Bei einer qualifizierten Ernährungsfachkraft kannst du ein Ernährungsprotokoll ausfüllen und erhältst anschließend eine Einschätzung. Besonders eignet sich eine Ernährungsberatung, wenn du dich sehr unsicher mit der veganen Ernährung fühlst. Eine Beratung ist vor allem Schwangeren, Stillenden, Eltern mit Kindern, Älteren und Sportlern zu empfehlen.

**Pro-Tipp:** Jede Ernährungsberatung setzt einen Fokus auf eine bestimmte Bevölkerungsgruppe oder Erkrankung.
Suche eine qualifizierte Ernährungsfachkraft aus, die sich auf Vegetarier und Veganer fokussiert.

# SINNVOLL SUPPLEMENTIEREN

In der veganen Ernährung sind Nahrungsergänzungsmittel unerlässlich. Mischköstler essen Tiere, deren Futtermittel mit Nährstoffen angereichert wurden – Veganer gehen diesen Umweg übers Tier nicht. Sie wählen ihr Nahrungsergänzungsmittel von vornherein selbst.

Bevor du ein Nahrungsergänzungsmittel kaufst, solltest du mit deinem Hausarzt sprechen. Generell gilt: Viel hilft nicht viel. Einfach mal alles kaufen, was der Nahrungsergänzungsmittelmarkt zu bieten hat? Bitte nicht! Wichtig zu wissen ist, dass Nahrungsergänzungsmittel nicht mit Arzneimitteln gleichzusetzen sind. Während Arzneimittel durch ein Prüfverfahren zugelassen werden und deren Hersteller Sicherheit wie Wirksamkeit belegen müssen, fallen Nahrungsergänzungsmittel unter das Lebensmittelrecht. Sie unterliegen keiner Prüfpflicht, und sie müssen weder als wirksam noch als sicher gemeldet werden.

Für die Sicherheit ist der Hersteller selbst verantwortlich. Da der Markt für Nahrungsergänzungsmittel unaufhörlich wächst und die kommunalen Lebensmittelüberwachungsbehörden chronisch überlastet sind, findet eine Überprüfung der Produkte nur unzureichend statt. Der Markt ist brechend voll mit Produkten, die wirkungslos sind oder bei falscher Anwendung sogar gefährlich werden können.
Das wichtigste Nahrungsergänzungsmittel, das jeder Veganer immer einnehmen sollte, ist **Vitamin B12**. Daran geht kein Weg vorbei, außer du entscheidest dich für eine regelmäßige Injektion von Vitamin B12 bei deinem

**Der Name sagt es schon:**
Nahrungsergänzungsmittel sollen die Ernährung ergänzen und nicht ersetzen! Zufriedenstellend ersetzen können Kapseln, Pulver & Co. eine ausgewogene Ernährung sowieso nicht. So kann ein grünes Pulver mit Gemüseextrakt das ballaststoffreiche, sättigende Gemüse niemals vollständig ersetzen. Die Basis für die Einnahme eines Nahrungsergänzungsmittels sollte also eine gesunde und ausgewogene Ernährung sein.

Hausarzt. Dann bleibt dir ein Nahrungsergänzungsmittel erspart. Bei der Wahl des richtigen Vitamin B12-Präparats gibt es ein paar Dinge zu beachten, denn der Markt ist mittlerweile überschwemmt mit verschiedenen Produkten. Am häufigsten wird Vitamin B12 in Form von Lutschtabletten, Sprays, Ölen, Tabletten und Kapseln angeboten. Auch eine Zahnpasta mit Vitamin B12 ist eine Möglichkeit.
Die Dosierungshöhen unterscheiden sich sehr stark zwischen den Präparaten. Einige Hersteller bieten ihre Produkte mit niedrigen Dosierungen (< 10 µg) pro Portion an, andere nehmen mehr als das Zehnfache davon (> 250 µg). Auch die Formen von Vitamin B12 unterscheiden sich. Häufig sind Präparate mit Cyanocobalamin, aber auch mit Methylcobalamin, Hydroxycobalamin und Adenosylcobalamin zu finden. Keine der Formen ist den anderen vorzuziehen. Immer wieder plädieren Studien für eine bestimmte Form oder Kombination, jedoch ist die Datenlage insgesamt schwach. Nur wer eine bestimmte genetische Veranlagung hat, kann Vitamin B12 in Form von Cyanocobalamin nicht ausreichend in die aktive Form umwandeln und sollte deshalb andere Zufuhrvarianten wählen.
Über die ideale Dosierungshöhe des Vitamin B12-Präparats ist sich die Wissenschaft noch uneinig. Es gibt viele Vorschläge, und manche sind mehr und manche weniger gut belegt. Insgesamt tendiert die Studienlage dazu, dass Vitamin B12 nicht in zu hohen Dosierungen eingenommen werden sollte. Denn es konnte ein Zusammenhang zwischen einem hohen Vitamin B12-Spiegel durch hoch dosierte Supplemente und einem um 15 % erhöhten Lungenkrebsrisiko festgestellt werden. Gerade Raucher sollten keine hoch dosierten Vitamin B12-Präparate einnehmen. Achtung, nicht falsch verstehen: Vitamin B12 löst keinen Lungenkrebs aus. Eine langfristig zu hohe Dosierung kann aber ein bestehendes Risiko erhöhen.
Manche Präparate enthalten weit höhere Mengen (200 bis 1 000 µg) an Vitamin B12, als wir pro Tag brauchen (4 µg bei Erwachsenen). Der Grund dafür ist, dass unsere Aufnahmekapazität begrenzt ist. Alle 4 bis 6 Stunden kann unser Körper mithilfe des IF-Rezeptors nur etwa 2 µg Vitamin B12 aktiv aufnehmen. Zusätzlich kann durch die sogenannte passive Diffusion ca. 2 % des eingenommenen

Vitamin B12 aufgenommen werden. Die Dosierungen sind so hoch, damit durch aktive Aufnahme und die passive Diffusion auf jeden Fall genug Vitamin B12 in unserem Körper ankommt. Mit diesem Wissen lässt sich eine sinnvolle Dosierungshöhe berechnen: Ein Präparat mit 100 µg pro Tagesdosis liefert 2 µg Vitamin B12 über die aktive Aufnahme. Zusätzlich werden 2 % der Dosierungshöhe, also 2 µg passiv aufgenommen. Rechnet man beides zusammen, erhält man 4 µg Vitamin B12. Ein Präparat mit 100 µg pro Tagesdosis kann also den kompletten Bedarf eines Erwachsenen decken. Alternativ können zwei niedrige Dosierungen von Vitamin B12 im Abstand von 4 bis 6 Stunden eingenommen werden: Mit einer zweimaligen Einnahme von 2 µg im Abstand von 6 Stunden werden ebenso etwa 4 µg aufgenommen, wodurch der Tagesbedarf eines Erwachsenen gedeckt wäre. So niedrig dosierte Präparate sind allerdings kaum zu finden. Für diese Strategie eignen sich spezielle Kinderpräparate, die etwa 10 µg Vitamin B12 pro Portion enthalten. Damit ist auch ein kleiner Sicherheitspuffer integriert.

Es ist auch möglich, mehrere Vitamin B12-Quellen miteinander zu kombinieren. So könnte man morgens ein Müsli mit Vitamin B12-angereichertem Pflanzendrink, mittags ein anderes angereichertes Lebensmittel essen und abends seine Zähne mit einer Vitamin B12-Zahnpasta putzen. Damit kann die zeitabhängige Aufnahmekapazität ideal ausgenutzt werden. Bei Zahnpasta gilt es zu beachten: Es ist nicht bekannt, wie viel Vitamin B12 wir genau beim Zähneputzen aufnehmen können. In einer Studie wurde festgestellt, dass zweimaliges Putzen mit einer solchen Zahnpasta (100 µg Vitamin B12 pro Gramm Zahnpasta) zu einer täglichen Aufnahme von etwa 7 µg führen konnte. Die Aufnahmehöhe ist abhängig von der Zahnputztechnik und der Zahnputzlänge.

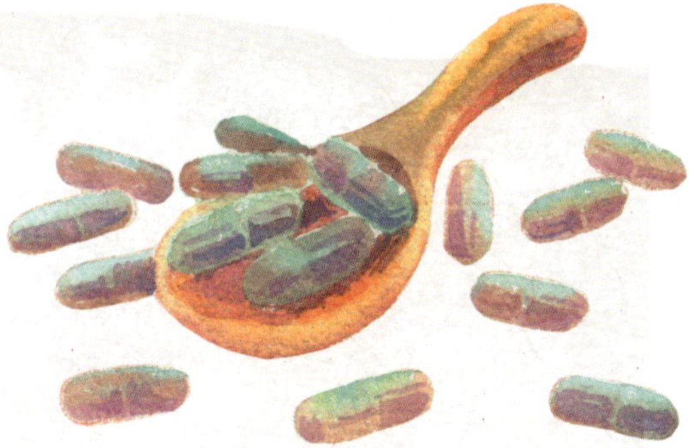

## BEISPIEL ZUR KOMBINATION MEHRERER VITAMIN B12-QUELLEN:

8 Uhr: Porridge mit 300 ml Haferdrink (0,4 µg Vitamin B12 pro 100 ml): 1,2 µg Vitamin B12

14 Uhr: Vollkornbrot mit 2 Scheiben (40 g) veganem Käse (1,5 µg Vitamin B12 pro 100 g): 0,6 µg Vitamin B12

21 Uhr: Zähneputzen mit Vitamin B12-Zahnpasta (100 µg Vitamin B12 pro Gramm): 3,5 µg Vitamin B12

Supplementieren ist sehr individuell. Was für den einen klappt, funktioniert für den anderen überhaupt nicht. Welche Variante der Vitamin B12-Supplementation und welche Dosierungshöhen du wählst, bleibt dir überlassen. Wichtig ist nur, dass du ein Auge auf deine Vitamin B12-Zufuhr hast und regelmäßig durch einen Bluttest kontrollieren lässt, ob deine Supplementierungsstrategie funktioniert.
Auch bei **Jod** und **Selen** kann ein Nahrungsergänzungsmittel sinnvoll sein. Denn es gibt nur wenige pflanzliche Lebensmittel, die beide Spurenelemente enthalten, und die jeweils enthaltene Menge ist nicht immer ganz klar. Algen können zum Beispiel sehr stark in ihrem Jodgehalt schwanken, wie Paranüsse und Steinpilze in ihrem Selengehalt. Wenn möglich, solltest du deswegen Algen und Paranüsse mit klar deklariertem Jod- bzw. Selengehalt kaufen. Eine gute Basis für die Versorgung mit den beiden Spurenelementen kann ein Jod-Selen-Speisesalz bilden. Wer aber eine konstante und kontrollierte Zufuhr erreichen will, ist mit einem Supplement gut beraten. Wenn du dir entsprechende Nahrungsergänzungsmittel zulegst, dann achte darauf, dass sie nicht mehr als deinen Tagesbedarf und nicht weitere unnötige Stoffe enthalten. Weitere Nahrungsergänzungsmittel solltest du nur nach Bedarf und nach Absprache mit deinem Arzt und/oder deiner Ernährungsfachkraft einnehmen. Bei einem nachgewiesenen Mangel an einem bestimmten Nährstoff wird dir dein Arzt ein passendes Präparat empfehlen. Damit du nicht wieder in einen Mangelzustand rutschst, kann dir eine Ernährungsberatung individuelle Ernährungsempfehlungen geben. In der Regel helfen Nahrungsergänzungsmittel nur bei einem Mangel: Wenn du gut versorgt bist, weil du dich ausgewogen ernährst, brauchst du kein Präparat.

### Viel hilft nicht viel.

Nahrungsergänzungsmittel können keine Krankheiten heilen und sind für diesen Zweck auch nicht gedacht. Dazu gibt es die Arzneimittel.

Auf dem Markt gibt es diverse Multinährstoffpräparate, die verschiedene Kombinationen an Vitaminen und Mineralstoffen enthalten. Einige davon werden direkt an Veganer vermarktet. Sie sollen alle potenziell kritischen Nährstoffe enthalten, damit es gar nicht erst zu einem Mangel kommt. Ob du einen solchen Multinährstoff kaufen solltest oder nicht, will gut überlegt sein: Neben den potenziell kritischen Nährstoffen enthalten manche Multipräparate auch noch andere Substanzen, die eigentlich nicht notwendig sind. Von diesen Produkten solltest du Abstand nehmen. Außerdem solltest du dir die Frage stellen, ob du die enthaltenen Nährstoffe nicht schon ausreichend mit deiner Ernährung deckst. Wenn du zum Beispiel regelmäßig Jodsalz und Algen isst, das

Multinährstoffpräparat aber eine hohe Menge Jod enthält, dann ist es *nicht* das richtige Produkt für dich. Denn Nährstoffe kann man überdosieren! Und mit einem vorgefertigten Multinährstoffpräparat kannst du nicht komplett nach deinem individuellen Bedarf supplementieren.
Sicherer sind deswegen Einzelpräparate, die du bedarfsgerecht verwendest. Bedarfsgerecht bedeutet, dass du das Präparat nutzen kannst, wenn du es benötigst, und es absetzen kannst, wenn du es nicht mehr benötigst. Oftmals sind einzelne Nahrungsergänzungsmittel auf lange Sicht gesehen auch günstiger in der Anschaffung als ein Multinährstoffpräparat. Überlege gut, welche Variante sich für dich am besten eignet, und bespreche das gegebenenfalls mit deinem Arzt oder deiner Ernährungsfachkraft.
Der Nahrungsergänzungsmarkt ist unübersichtlich, überfüllt und für Laien kaum zu überblicken. Viele Anbieter werben mit zwielichtigen Strategien, unzulässigen Werbeaussagen und Heilversprechen – die ihre Produkte nicht einhalten können. Zum Schutz der Verbraucher hat die Verbraucherzentrale deswegen eine umfangreiche Website mit Hilfestellungen, Aufklärung und Tipps rund um das Thema Nahrungsergänzungsmittel zusammengestellt. Du findest dieses kostenlose Angebot unter Klartext-Nahrungsergaenzung.de. Nutze die Website gerne als erste Anlaufstelle, bevor du dich an eine Fachkraft wendest.

## CHECKLISTE FÜR DEN KAUF VON NAHRUNGSERGÄNZUNGSMITTELN:

Bevor du ein Nahrungsergänzungsmittel kaufst, solltest du folgende Tipps beachten. Wenn diese Punkte zutreffen, dann kannst du das Präparat guten Gewissens einnehmen.

- Das Präparat enthält nur die Nährstoffe, die du nicht ausreichend über deine Ernährung decken kannst.
- Das Präparat ist frei von Stoffen, die du nicht benötigst (wie beispielsweise zusätzliche Pflanzenextrakte).
- Die enthaltene Menge der Nährstoffe pro Portion ist klar ersichtlich und übersteigt nicht deinen Tagesbedarf.
- Das Präparat ist mit einem Vegan-Label oder anderweitig als vegan gekennzeichnet.
- Du hast dich vorher bei einem Arzt, Apotheker oder einer Ernährungsfachkraft über das Präparat informiert.
- Du hast eine genaue Dosierungsempfehlung von einer Fachkraft oder hältst dich an die Empfehlung auf der Verpackung.
- Du kaufst das Präparat, um deine Ernährung zu ergänzen, nicht um sie zu ersetzen oder gar Krankheiten zu heilen.

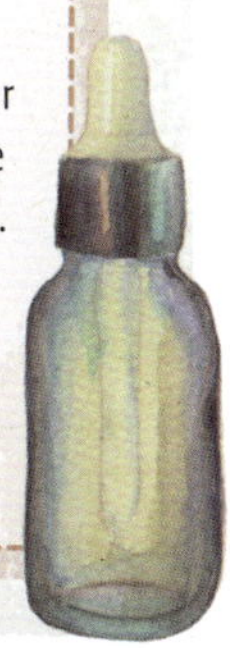

3

# How to vegan im Alltag

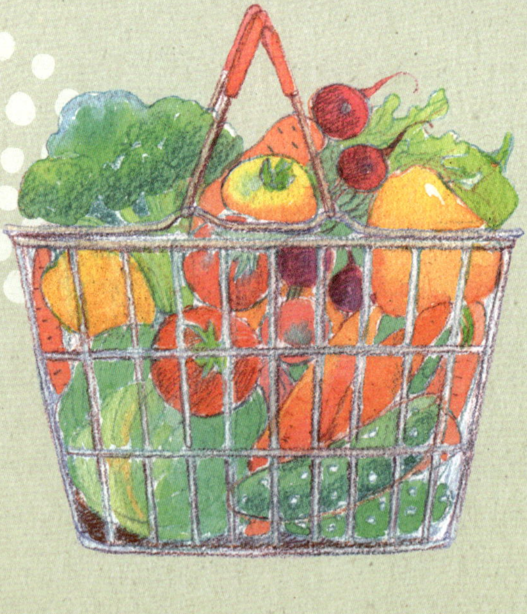

Nun geht es an die Praxis. Wer etwas verändern möchte, muss erst mal bei sich selbst anfangen. In diesem Kapitel erfährst du, wie dir der Umstieg in die vegane Ernährung möglichst einfach gelingt. Außerdem lernst du, wie du deine veganen Einkäufe planen kannst, welche veganen Ersatzprodukte es gibt und wie du auch unterwegs auf alles vorbereitet bist.

# VEGAN EINKAUFEN OHNE PROBLEME

In den ersten Wochen als Neu-Veganerin stand ich stundenlang im Supermarkt und habe Zutatenlisten gelesen. Ich war froh, wenn einige wenige Hersteller ihr Produkt als vegan auswiesen, damals war das aber noch die Seltenheit. Heutzutage gibt es mehrere Vegan-Label, die sofort erkennen lassen, dass das damit ausgezeichnete Produkt vegan ist. Es ist also einfacher denn je, Veganes einzukaufen.

## Vegan-Label

Damit auf einen Blick vegane von nicht-veganen Produkten unterschieden werden können, gibt es verschiedene Label, die auf die Produktverpackungen gedruckt sind. Der Hersteller entscheidet sich selbst und freiwillig für ein Label. Nachfragen hilft! Wenn du vermutest, dass ein Produkt vegan ist, aber ein entsprechendes Label fehlt, dann kontaktiere den Hersteller und bitte ihn um das Nutzen eines Vegan-Gütesiegels. Das macht es für andere Verbraucher leichter, das Produkt als vegan zu identifizieren.

Darüber hinaus gibt es noch andere Möglichkeiten, wie Hersteller ihre Produkte als vegan kennzeichnen: Neben selbstentworfenen Siegeln werden auch Schriftzüge wie „100 % pflanzlich" oder „für die vegane Ernährung geeignet" auf die Produktverpackung gedruckt.

## Etiketten richtig lesen

Wenn kein Label aufgedruckt ist, dann muss die Zutatenliste durchgesehen werden. Besonders effizient geht man vor, indem man die Spuren- und Allergenkennzeichnung zuerst betrachtet. Die Spurenkennzeichnung ist eine freiwillige Angabe des Herstellers. Sie folgt direkt hinter oder unter der Zutatenliste. Ein solcher Hinweis ist ganz oft ein erstes Zeichen für ein veganes Produkt:

Kann Spuren von Milch und Ei enthalten.

Ja, ein solches Produkt kann vegan sein, obwohl hier Ei und Milch aufgelistet sind! Wenn die Spurenkennzeichnung von vornherein deklariert, dass tierische Inhaltsstoffe enthalten sein könnten, dann sind sie definitiv nicht in der Zutatenliste aufgelistet und damit auch kein Teil der Rezeptur.

Die Spurenkennzeichnung dient dem Hinweis für starke Allergiker. Einige vegane Lebensmittel werden in demselben Werk mit denselben Produktionsmaschinen hergestellt, die auch Produkte mit Ei und Milch verarbeiten. Auf dem Lebensmittel könnten demnach minimale Spuren oder Rückstände dieser Produkte enthalten sein. Sie gelangen unbeabsichtigt vom Hersteller in das Produkt.

Der Hersteller nutzt die Spurenkennzeichnung, um sich gegen Haftungsfälle abzusichern. Für Ei- oder Milchallergiker kann das relevant sein, für den Veganer aber nicht. Kurz: Wenn Spuren von Milch und Ei enthalten sein können, die Zutatenliste sich ansonsten pflanzlich liest, dann ist das Produkt höchstwahrscheinlich vegan.

## Die wichtigsten Vegan-Label

| Label | Erklärung |
|---|---|
| V-LABEL INTERNATIONAL V-LABEL.COM VEGAN<br>V-LABEL INTERNATIONAL V-LABEL.COM VEGETARISCH | Das V-Label ist ein international anerkanntes Gütesiegel, das vegane Produkte ausweist und weltweit verwendet wird. Produkte mit diesem Label enthalten keine tierischen Inhaltsstoffe und wurden nicht an Tieren getestet. Auch die verwendeten Hilfsstoffe bei der Produktion (die in der Zutatenliste nicht aufgelistet werden müssen) sind vegan. Die Unternehmen werden jährlich auf diese Merkmale kontrolliert. Das V-Label gibt es auch in der Kategorie vegetarisch. Hier ist das V gelb und der Hintergrund ist grün gestaltet. |
| Vegan | Die Veganblume wird von der britischen Vegan Society herausgegeben und weltweit verwendet. Neben Lebensmitteln tragen auch Kosmetikprodukte und Reinigungsmittel das Label. Dieses Gütesiegel bestätigt, dass das Produkt keine tierischen Inhaltsstoffe enthält. Auch tierische Hilfsstoffe und Tierversuche durften bei der Produktion und Entwicklung nicht zum Einsatz kommen. |
| ZERTIFIZIERT EcoVeg BIO & VEGAN | Das EcoVeg-Gütesiegel steht für vegane Lebensmittel in Bioqualität. Es wird von dem unabhängigen Verein VegOrganic e. V. vergeben. Alle damit ausgezeichneten Produkte sind nach gesetzlichem Biostandard produziert, enthalten nur pflanzliche Zutaten und wurden mit pflanzlichen Hilfsstoffen verarbeitet. |

Auch Lebensmittel mit V-Label tragen übrigens manchmal eine Milch- und Eispurenkennzeichnung. Die Spurenkennzeichnung schließt also nicht aus, dass das Produkt vegan ist. Allergene werden in der Zutatenliste hervorgehoben, im Fettdruck oder in Großbuchstaben, manchmal auch in beidem.
So könnte eine Zutatenliste eines nicht-veganen Produktes aussehen:

> Zutaten: **Weizenmehl**, entrahmte **Milch** aus **Magermilchpulver** (19 %), **Eier** (8 %), Zucker, Rapsöl, Backhefe, Speisesalz.

Viele tierische Lebensmittel haben Allergiepotenzial. Die folgenden tierischen Inhaltsstoffe müssen auf jedem Lebensmittel deklariert werden: Krebstiere, Weichtiere, Eier, Fisch, Laktose und Milch sowie Erzeugnisse daraus. Beim ersten Überfliegen der Zutatenliste reicht es oft aus, nur die hervorgehobenen Zutaten anzusehen. Wenn bereits darunter ein tierisches Produkt ist, ist das Produkt damit schnell als nicht vegan identifiziert. Aber Achtung: Umgekehrt funktioniert die Logik nicht. Nur weil keine optisch hervorgehobenen tierischen Produkte in der Zutatenliste stehen, macht das ein Produkt noch nicht vegan. Fleisch, Honig und Gelatine müssen zum Beispiel nicht hervorgehoben werden.
Trotz komplett pflanzlicher Zutatenliste kann ein Lebensmittel tierische Produkte enthalten. Verarbeitungshilfsstoffe müssen nicht in der Zutatenliste angegeben werden, können aber tierischen Ursprungs sein.

→ Der beste und eindeutigste Hinweis auf ein komplett veganes Produkt ohne versteckte tierische Zutaten ist deswegen ein Vegan-Label.

## Klingt nicht vegan, ist es aber

Bei einigen Zutaten führen ihr unbekannter oder komplizierter Name leicht zu Missverständnissen und Verwechslung. Hier einige Inhaltsstoffe, die vegan sind, aber eigentlich nicht so klingen oder die du vielleicht einfach nicht kennst:

- **Milchsäure:** Während der Milchsäuregärung produzieren Milchsäurebakterien aus Zucker Milchsäure. Sie befindet sich in sauer vergorenen Lebensmitteln wie Sauerkraut, Sauerteig, pflanzlichem Joghurt und fermentiertem Gemüse. Außerdem wird Milchsäure als Konservierungsmittel genutzt und befindet sich in verschiedensten Fertigprodukten. Heutzutage wird Milchsäure hauptsächlich durch die Vergärung von pflanzlichem Zucker hergestellt. In seltenen Fällen ist Milchsäure tierisch: nur dann, wenn sie sich natürlicherweise in Kuhmilchprodukten befindet oder durch Vergärung von Milch und Molke entstanden ist.
  Nicht vegan sind aber: Milchzucker (Laktose), Milcheiweiß (Kasein) und Süßmolkenpulver.

- **Taurin:** Es handelt sich bei Taurin um eine organische Säure, die wir selbst produzieren können, die aber auch im Körper anderer Säugetiere hergestellt wird. Sie wurde erstmals aus Ochsengalle isoliert, wird aber heute nur noch synthetisch hergestellt. Taurinhaltige Energy-Getränke können also guten Gewissens getrunken werden.
- **Kakaobutter:** Die Bezeichnung Kakaobutter enthält zwar das Wort Butter, ist aber ein komplett pflanzliches Produkt. Damit wird das Fett bezeichnet, das aus Kakaobohnen gewonnen wird. Nicht vegan ist hingegen das Butterreinfett.
- **Raucharoma:** Diese Aromastoffe entstehen durch das Verbrennen von Holz. In einigen Fällen steht auf der Zutatenliste, welches Holz verwendet wurde, zum Beispiel: „Raucharoma aus Buchenholz". In Chips und Gewürzmischungen können Raucharoma oder Liquid Smoke enthalten sein. Es ist also damit nicht das Aroma von geräuchertem Fleisch gemeint.
- **Carnaubawachs:** Dieses pflanzliche Wachs befindet sich oft in Kaugummi und in Gummibärchen. Außerdem wird es als Beschichtung von Zitrusfrüchten verwendet. Carnaubawachs wird aus der Carnaubapalme gewonnen. Es ist aufgrund seiner Härte und seines Glanzes eine vegane Alternative für das tierische Bienenwachs.
- **Candelillawachs:** Auch dieses Wachs ist vegan – es wird aus dem mexikanischen Candelillabusch gewonnen.
- **Nährhefe, Hefe, Hefeextrakt:** Bei Hefe handelt es sich um Mikroorganismen, im Speziellen um einzellige Pilze. Hefe ist nicht tierisch und zählt deshalb zu den veganen Lebensmitteln.

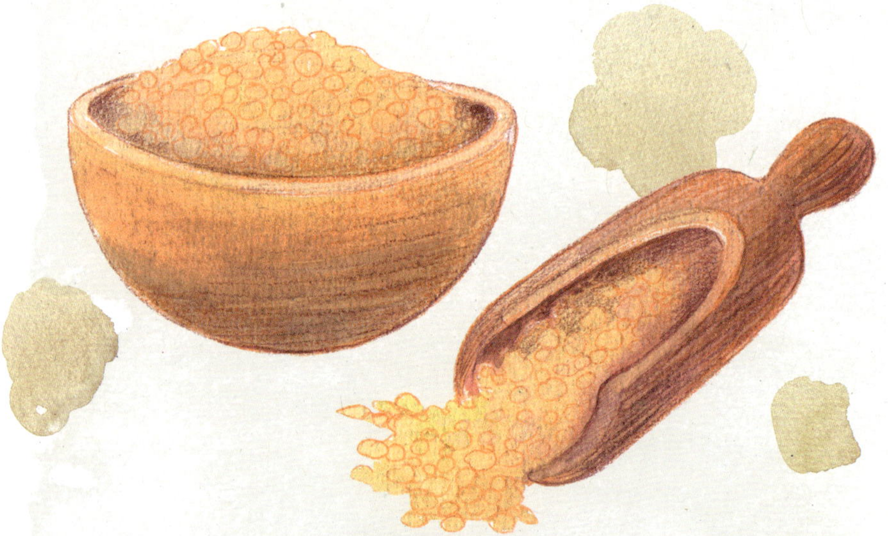

## E-Nummern nicht-veganer Zusatzstoffe

E-Nummern sind eine besondere Herausforderung beim Lesen der Zutatenliste. Es handelt sich um Lebensmittelzusatzstoffe, die in der Zutatenliste zwingend angegeben werden müssen – da es mittlerweile über 300 erlaubte Zusatzstoffe gibt und sie teilweise sehr lange Namen haben, hat man sich zur Vereinfachung für dieses Nummernsystem entschieden. Manchmal wird zusätzlich dennoch die volle Bezeichnung aufgeführt. Das E steht übrigens für „Europäische Union" und für „essbar" gleichermaßen. Zusatzstoffe werden mit ihrer Funktionsklasse angegeben. Das sieht in der Zutatenliste so aus:

Zutaten: **Weizenmehl**, Pflanzenfett, Salz, Zucker, Emulgator: Lecithin, Backtriebmittel: E 500

In dieser Zutatenliste sind zwei Zusatzstoffe enthalten. Lecithin als Emulgator wurde ausgeschrieben und nicht in Form seiner Nummer E 322 angegeben. Bei dem Backtriebmittel E 500 handelt es sich um Natron. Es lässt sich ohne Kenntnis der dahinterstehenden Bezeichnungen nicht erkennen, welcher Zusatzstoff vegan ist und welcher nicht. Du kannst dir den unten stehenden Spickzettel zum Einkaufen mitnehmen, der vier definitiv tierische E-Nummern auflistet.

Es gibt noch weitere E-Nummern, die man als Veganer meiden kann, da sie tierischen Ursprungs sein können – auch wenn sie es nur in seltenen Fällen tatsächlich sind. So können Lecithin (E 322), Lutein (E 161b) und Lysozym (E 1105) aus Hühnerei erzeugt werden. Meistens werden sie aber aus Pflanzen gewonnen oder mikrobiologisch hergestellt. Riboflavin (E 101 und 101a) wird auch aus Molke gewonnen,

### E-Nummern nicht-veganer Inhaltsstoffe

| Nummer | Bezeichnung | Erklärung |
|---|---|---|
| **E 120** | Echtes Karmin | Getrocknete, weibliche und befruchtete Scharlachschildläuse. Befindet sich in Süßwaren und Konfitüren. |
| **E 901** | Bienenwachs | Füll-, Trenn- oder Überzugsmittel bei Süßwaren und Obst |
| **E 904** | Schellack | Sekret von weiblichen Lackschildläusen. Wird als Glanz in Schokolade benutzt. |
| **E 966** | Lactit | Zuckeraustauschstoff aus Laktose. Wird in kalorienreduzierten Lebensmitteln als Süßungsmittel eingesetzt. |

ist meistens aber mikrobiologisch oder synthetisch. Zuckerkulör (E 150a–d) ist pflanzlich, aber kann mit tierischen Verarbeitungshilfsstoffen hergestellt werden. Milchsäure und Salze daraus (E 270, E 585) können in seltenen Fällen von Milch oder Molke gewonnen sein. Natrium-, Kalium und Calciumlactate (E 325–327) können tierischen Ursprungs sein, sind aber meist pflanzlich, mineralisch oder mikrobiologisch hergestellt. Weinsäure und ihre Salze (E 334–337, E 353–354) sind zwar selbst vegan, können aber mit tierischen Stoffen behandelt worden sein. Der Alkohol Glycerin (E 422) und Verbindungen daraus (E 476, E 1517–1518) werden hauptsächlich pflanzlich hergestellt, können aber auch aus tierischen Fetten stammen. Die Emulgatoren E 481–482 und die Geschmacksverstärker E 634–635 sowie 640 können tierisch gewonnen sein, sind aber meist pflanzlichen Ursprungs. Harnstoff (E 927b) aus dem Urin von Tieren wird als Stabilisator in Kaugummi verwendet, aber heutzutage meist synthetisch hergestellt. Das Mehlbehandlungsmittel L-Cystein (E 920) kann zum Beispiel aus Schweineborsten oder Federn stammen, wird aber auch ohne Tier hergestellt.

Es gibt eine Reihe an Zusatzstoffen, die aus Speisefettsäuren hergestellt werden. Die Speisefettsäuren können aus dem Tier (Schwein, Rind, Milch) stammen. Aus wirtschaftlichen Gründen wählen die meisten Hersteller aber pflanzliche Speisefettsäuren. Zu diesen Zusatzstoffen zählen:

- **E 304:** Ascorbinsäureester
- **E 432–436**: Polysorbate
- **E 442:** Ammoniumphosphatide
- **E 470a:** Natrium-, Kalium-, Calciumsalze der Speisefettsäuren
- **E 470b:** Magnesiumsalze der Speisefettsäuren
- **E 471:** Mono- und Diglyceride von Speisefettsäuren
- **E 472a–f:** Ester der Mono- und Diglyceride von Speisefettsäuren
- **E 473:** Saccharoseester von Speisefettsäuren
- **E 474:** Zuckerglyceride
- **E 475:** Polyglycerinester von Speisefettsäuren
- **E 477:** Propylenglycolester von Speisefettsäuren
- **E 479b:** thermooxidiertes Sojaöl mit Mono- und Diglyceriden von Speisefettsäuren
- **E 483:** Stearyltartrat
- **E 491–495:** Sorbitanfettsäureester
- **E 570:** Fettsäuren

Das sind eine Menge Nummern! Letztendlich solltest du dich damit nicht verrückt machen. Je mehr frische Lebensmittel du kaufst, desto weniger musst du auf E-Nummern achten.

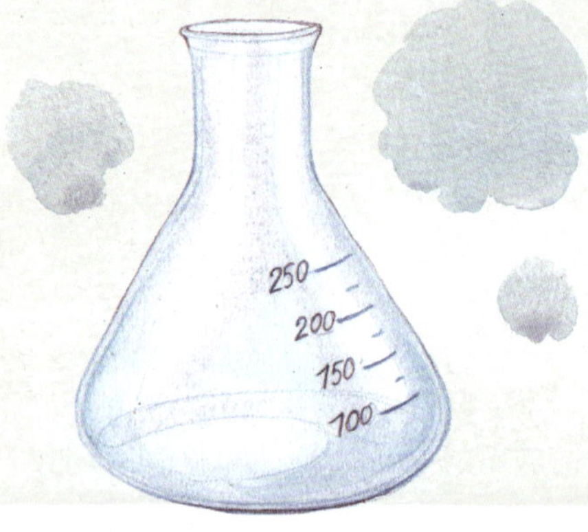

## GOOD TO KNOW:

### E-NUMMERN

Bei uns Konsumenten haben E-Nummern einen schlechten Ruf. Man assoziiert damit ungesunde chemische Stoffe, die keiner in seinem Essen möchte. Das weiß auch der Hersteller und formuliert den Zusatzstoff lieber in Worten aus, als ihn mit seiner E-Nummer abzukürzen. Gut für Veganer, denn so müssen wir uns weniger Nummern merken. Trotzdem, Zusatzstoffe sind in normalen Mengen unbedenklich. Erst muss ihre Sicherheit nachgewiesen werden, dann werden Zusatzstoffe zugelassen. Die *Europäische Behörde für Lebensmittelsicherheit* (EFSA) informiert über die Sicherheit von Zusatzstoffen und Aromen.

## Aromastoffe

Auch Aromastoffe können tierischen Ursprungs oder mit tierischen Hilfsstoffen verarbeitet sein. Künstliche und natürliche Aromen müssen in der Zutatenliste aufgeführt werden, jedoch müssen sie nicht als künstlich bzw. natürlich deklariert werden. Während künstliche Aromen vegan sind, können natürliche Aromen auch tierischen Ursprungs sein. Doch es muss nicht angegeben werden, ob die Aromen tierischer Herkunft sind. Nur wenn ein tierisches Aroma Allergien hervorrufen kann, muss es hervorgehoben werden. Da die Hersteller auf Verbraucherwunsch immer mehr auf künstliche Aromen verzichten, ist die Gefahr, tierische natürliche Aromastoffe zu erwischen, besonders hoch. Trotzdem: Meistens hat der Hersteller aus wirtschaftlichen Gründen ein pflanzliches Aroma gewählt. Wer sichergehen möchte, sollte direkt bei ihm nachfragen – oder nur Produkte kaufen, auf denen explizit steht: „ohne Zusatz von Aromen".

## Unerwartet unvegan: versteckte tierische Zutaten

Bei der Produktion von Lebensmitteln kommen oft sogenannte Verarbeitungshilfsstoffe zum Einsatz. Sie dienen zum Beispiel als Klär- oder Filtermittel, als Waschmittel oder Kühlmittel. Die Hilfsstoffe müssen im Endprodukt nicht in der Zutatenliste deklariert werden, obwohl sie manchmal noch in Spuren enthalten sind. Bei der Produktion von pflanzlichen Lebensmitteln können auch tierische Verarbeitungshilfsstoffe zum Einsatz kommen. Auch Vitamine oder Aromen, die tierischen Ursprungs sind, müssen nicht deklariert werden. So passiert es, dass eine Zutatenliste zwar vegan erscheint, bei der Herstellung des Produkts aber durchaus tierische Produkte genutzt wurden. Deswegen hier eine Übersicht der Produkte, die verstecktes Tier enthalten oder damit hergestellt worden sein können:

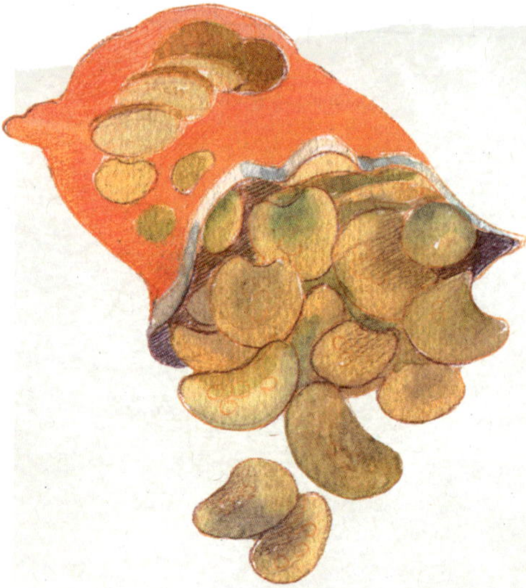

- **Wein, Essig und Saft:** Alle drei Flüssigkeiten könnten mit Rinder- oder Schweinegelatine geklärt sein. Die Gelatine sorgt dafür, dass Schwebstoffe gebunden werden und die Flüssigkeit klar wird. Hat die Gelatine ihre Arbeit getan, wird sie wieder aus dem Produkt entfernt und muss nicht deklariert werden. Neben Gelatine können auch Eiklar oder Fischblasen zum Einsatz kommen. Bei diesen Produkten sollte unbedingt auf ein Vegan-Label oder auf die Kennzeichnung „ungefiltert/ungeklärt" geachtet werden. Bei Zweifeln lieber direkt beim Hersteller nachfragen.
- **Glasbehälter:** Auch wenn das Lebensmittel im Glas vegan ist – die Verpackung muss es nicht sein. Die Etiketten auf Glasbehältern von Bier, Wein, Säften, Aufstrichen & Co. könnten mit Kleber aus tierischen Bestandteilen befestigt sein. Der Klebstoff enthält beispielsweise tierisches Kasein oder Glutin (Knochenleim).
- **Chips, Instantgerichte, Tee und Süßwaren:** Hier können Aromen aus Rind, Schwein, Fisch, Milch, Käse, Sahne und Butter enthalten sein. Mit dem Zusatz „künstlich" oder „synthetisch" kann davon ausgegangen werden, dass es sich nicht um natürliche Aromen handelt, die aus dem Tier gewonnen wurden. Im Zweifelsfall den Hersteller befragen. Viele dieser Produkte enthalten außerdem Butterreinfett, Süßmolkenpulver, Gelatine oder Bienenwachs.
- **Backwaren und Cerealien:** Hier verstecken sich gerne Honig, Gelatine und Schweineschmalz in der Zutatenliste.
- **Nudeln:** Einige Sorten Nudeln enthalten neben Hartweizengrieß auch Ei. Traditionelle italienische Nudeln sind aber vegan.
- **Obst:** Äpfel, Birnen, Zitrusfrüchte, Ananas, Melonen und Pfirsiche werden häufig mit Bienenwachs oder Schellack behandelt. Das Obst ist dann mit der Kennzeichnung „gewachst" versehen. „Gewachst" kann aber auch bedeuten, dass das Obst mit veganem Wachs überzogen wurde. Deswegen sollte auf die nicht-veganen E-Nummern E 901 und E 904 geachtet werden. Zitrusfrüchte, Bananen, Mangos, Papayas, Avocados, Melonen, Ananas und Granatäpfel dürfen außerdem mit Zusatzstoffen aus Speisefettsäuren nachbehandelt werden. Auch hier kann es sich – wenn es auch selten vorkommt – um tierische Zusatz-

stoffe handeln. Bananen weisen oftmals Rückstände des Insektizids Chitosan auf. Dabei handelt es sich um ein Spritzmittel, das aus Krabbenschalen gewonnen wird. Im besten Fall sollten all diese Obstsorten in Bioqualität gekauft werden. Denn Bioobst darf nicht künstlich gewachst oder nachbehandelt werden.

- **Kaffeebohnen:** Auch bei Kaffeebohnen setzt man Bienenwachs oder Schellack als Überzugsmittel ein, um sie zum Glänzen zu bringen. Meistens wurden bei in Deutschland verkauftem Kaffee aber pflanzliche Wachse genutzt.
- **Kokosprodukte:** Für Kokosöl, Kokosmilch und Kokosmehl wurden unter Umständen Affen ausgebeutet. In Thailand werden Makaken, eine Primatengattung, als Nutztiere gehalten. Sie müssen die Kokosnüsse an Stellen pflücken, die für den Menschen zu gefährlich oder schwierig zu erreichen sind. Dazu werden sie angekettet, leben in Käfigen und ihnen werden die Zähne gezogen, damit sie sich nicht wehren können. Hier ist bewusster Konsum wichtig. Viele deutsche Unternehmen setzen auf fair hergestellte und ohne Affen gewonnene Kokosprodukte. Achte auf ein Bio- und Fairtradesiegel.
- **Trüffel:** Sie gehören zu den teuersten Pilzen der Welt und sind an sich vegane Lebensmittel. Allerdings wird die Edelknolle mit tierischer Hilfe geerntet. Trüffelhunde, Trüffelschweine und Trüffelfliegen werden eingesetzt, um die versteckten Knollen in der Erde ausfindig zu machen. Die Trüffelsuche ist ein harter Konkurrenzkampf. Nicht selten kam es in der Vergangenheit dazu, dass Trüffelhunde vergiftet wurden, weil jemand sie als Konkurrenten ausschalten wollte. Teilweise werden Hunde ausgehungert, damit sie dann umso eifriger suchen, um also die Suche effizienter zu gestalten. Es gibt allerdings auch Trüffelplantagen, die ohne Tiere auskommen. In vielen Fällen wird synthetisch hergestelltes Trüffelaroma in Lebensmitteln eingesetzt. Herkömmliche Trüffelöle und Trüffelsoßen sind deswegen in der Regel vegan.
- **Pflanzenmargarine:** Oft ist Margarine vegan, aber nicht immer. Ohne Deklaration dürfen sogar bis zu 2 % tierische Fette zugesetzt werden. Enthalten sein können unter anderem Molke, Milchfett, tierische Emulgatoren, Vitamin D aus Wollwachs und Omega-3 aus Fischöl.
- **Nahrungsergänzungsmittel:** Hier werden für die Herstellung oder für die Umhüllung gerne Gelatine und Laktose verwendet. Manche Nährstoffe wurden auch aus tierischen Quellen gewonnen, wie Vitamin D aus Wollwachs, Omega-3 aus Fischöl, Riboflavin aus Molke, Kreatin aus Fleisch, Kollagen aus Schlachtabfällen, Gelée royale und Propolis von Bienen sowie Magnesium und Calcium aus Korallen (Sango).

## GOOD TO KNOW:

### SANGO KORALLE

Als Koralle wird das Skelett von Nesseltieren bezeichnet, welche am Meeresboden sitzen und ganze Korallenriffe bilden. Sie sind nicht zu verwechseln mit Algen: Diese sind keine Tiere, sondern Pflanzen. Das Skelett von Korallen besteht aus Kalk, also aus Magnesium und Calcium. Es wird gerne in Nahrungsergänzungsmitteln genutzt. Um es abzubauen, sammelt man die abgestorbenen fossilen Bruchstücke auf. Dabei kann es vorkommen, dass die Korallen beschädigt oder sogar getötet werden.

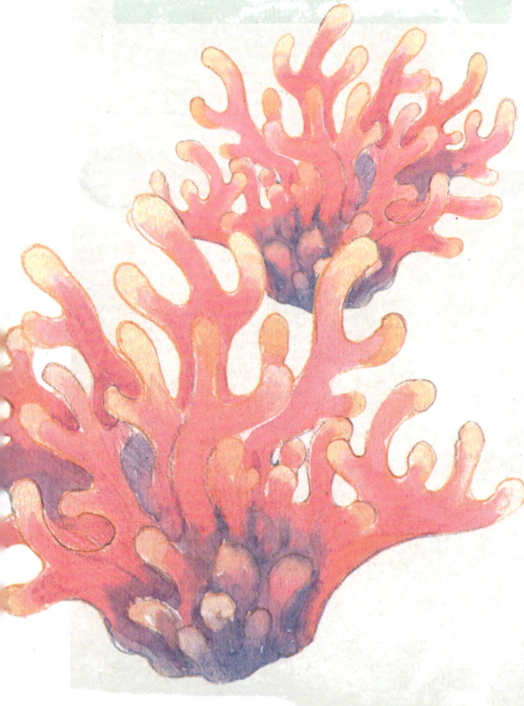

## Fünf Tricks, die dich vor dem versehentlichen Kauf tierischer Produkte schützen

Nicht-vegane Zusatzstoffe und versteckte tierische Zutaten zu erkennen, benötigt einige Übung und kann ganz schön kompliziert sein. Daher hier die wichtigsten Tipps, damit du verlässlich vegane Lebensmittel findest. So stehst du nicht mehr zu lange vor dem Supermarktregal.

1. Achte auf ein veganes Label auf der Produktverpackung – dann kannst du dir den Blick in die Zutatenliste sparen.
2. Kaufe Obst wie Zitrusfrüchte, Äpfel, Bananen und Birnen in Bioqualität, um Bienenwachs und andere tierische Zusatzstoffe zu vermeiden.
3. Scanne Lebensmittel ohne Vegan-Label mit einer Scanner-App, um alle tierischen Inhaltsstoffe auf einen Blick einzusehen.
   → Du findest eine Empfehlung im Anhang.
4. Kaufe vor allem Gemüse, Obst, Getreide, Hülsenfrüchte, Nüsse und Samen, und zwar hauptsächlich frisch und aus regionalem Anbau.
5. Schaffe dir Routinen! Wenn du deine veganen Lieblingsprodukte gefunden hast, dann bleibe dabei. So machst du es dir beim Einkaufen leicht, denn du musst nicht erst studieren, was du in deinen Einkaufswagen packst.

# WISSENSWERTES ZU ERSATZPRODUKTEN

Eine ausgewogene vegane Ernährung sollte hauptsächlich aus den Lebensmittelgruppen Gemüse, Obst, Vollkorngetreide, Hülsenfrüchte, Nüsse und Samen aufgebaut sein. Doch auch Ersatzprodukte für typische tierische Lebensmittel dürfen einen Teil der Ernährung ausmachen.

Gerade bei einem radikalen Umstieg von der mischköstlichen auf die vegane Ernährung werden Tierprodukte wie Fleisch, Fisch, Milch und Käse schnell vermisst. Schließlich waren sie unter Umständen jahrzehntelang ein Teil des Alltags. Die Lebensmittelindustrie hat in den letzten Jahren viele kreative Ideen für Ersatzprodukte umgesetzt. Mittlerweile sind die Supermarktregale voll mit veganem Käse, Pflanzendrinks und Fleischersatzprodukten.

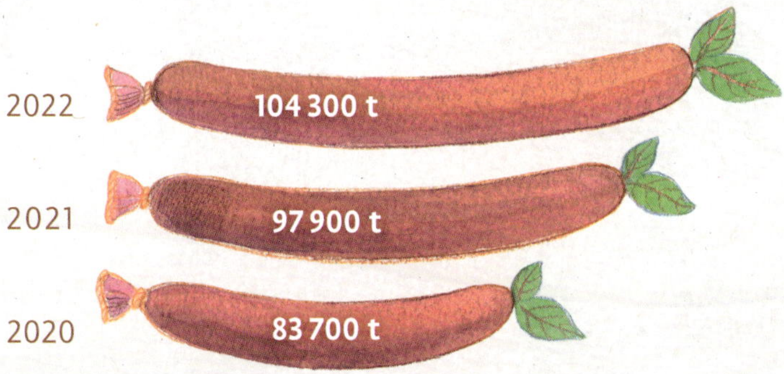


## Vegetarische und vegane Fleischersatzprodukte – Produktion in Deutschland

Quelle: Statistisches Bundesamt (Destatis), 2023

Der Markt für Ersatzprodukte wächst täglich! Das liegt nicht unbedingt daran, dass die Anzahl der veganlebenden Menschen angestiegen ist. Vielmehr steigt die Zahl der Flexitarier, also der Menschen, die ab und zu bewusst auf Fleisch oder andere Tierprodukte verzichten. Sie sind die Hauptzielgruppe und die Hauptkonsumenten von Ersatzprodukten. Dabei sind die Produzenten nicht mehr nur die kleinen veganen Manufakturen. Immer mehr Akteure aus der Tierindustrie springen auf diesen fahrenden Zug auf. Molkereien fertigen heute neben Milchprodukten auch pflanzliche Milch-

Alternativen. Große Wursthersteller verkaufen veganen Fleischersatz. Und auf dem Tiefkühlkostmarkt finden sich vegane Pizzen und andere Convenienceprodukte von bekannten Herstellern. Teilweise haben Unternehmen aus der Tierindustrie auch in vegane Firmen investiert. Die tierverarbeitende Industrie profitiert also auch von Vegetariern und Veganern.

Als Veganer wird man sich des moralischen Dilemmas schnell bewusst: Ist das überhaupt in Ordnung, veganes Fleisch vom Fleischgroßkonzern zu kaufen? Eine pauschale Antwort lässt sich darauf nicht geben. Es gibt mehrere Aspekte, die bei der Entscheidung eine Rolle spielen. So ist der Platz im Supermarktregal rar. Zunehmend werden die Produkte kleinerer, tierethisch motivierter veganer Hersteller von Produkten rein wirtschaftlich orientierter Großkonzerne verdrängt. Wer die kleinen Lebensmittelhersteller unterstützt, verhilft ihnen damit auch zu mehr Sichtbarkeit in den Marktregalen, wodurch sie letztlich die Möglichkeit bekommen, in größere Produktionsanlagen zu investieren. Viele kleine Unternehmen spenden Teile ihrer Einnahmen an Tierrechtsorganisationen, an den Umweltschutz oder an lokale Tierheime. Bei großen Konzernen hingegen ist es nicht unüblich, die Einnahmen in bessere Intensivtierhaltungs- und Schlachtanlagen zu stecken. Andererseits bestehen kleine vegane Unternehmen nicht automatisch aus Tierrechtsaktivisten, sondern auch sie handeln in erster Linie wirtschaftlich. Größere Konzerne haben mehr Möglichkeiten, vegane Produkte an den Konsumenten zu bringen und damit den Veganismus in der Allgemeinbevölkerung bekannter zu machen.

Von welchem Unternehmen du deine Ersatzprodukte beziehst, bleibt letztendlich dir überlassen. Die deutsche Tierrechtsorganisation Animal Rights Watch empfiehlt, hauptsächlich kleine Hersteller zu unterstützen, die rein vegan produzieren und auch für andere Werte wie Fairness und nachhaltige Produktion stehen.

Eine Ausnahme in vielerlei Hinsicht bilden Tofu und Tempeh: Diese traditionellen Sojaprodukte werden nicht von Fleischkonzernen produziert. Beide stammen ursprünglich aus Asien und werden nicht nur als Fleischersatz, sondern auch als eigenständige Lebensmittel in zahlreichen Gerichten verwendet. Naturtofu und Naturtempeh sind ungewürzt und werden erst durch die Zubereitung und Würzung zu einem schmackhaften Genuss. Tofu ist ein Grundnahrungsmittel in der veganen Ernährung. Es handelt sich um einen Sojabohnenquark, und daraus lassen sich fleisch-, fisch-, käse- und eiähnliche Gerichte herstellen. Tempeh ist ein Produkt aus fermentierten Sojabohnen. Es ist wie Tofu von Natur aus glutenfrei und eine nährstoffreiche, proteinhaltige Alternative zu Fleisch.

Ersatzprodukte sind hilfreich für den Umstieg in die vegane Ernährung. Die meisten sind aus ernährungsphysiologischer Sicht kein idealer Ersatz für das originale Tierprodukt, sondern eher eine Alternative, die einfach nur ähnlich schmecken soll. Im Idealfall aber sollte ein Ersatzprodukt möglichst alle Nährstoffe enthalten, die auch das Original zu bieten hat. Damit du weißt, worauf du beim Kauf achten solltest, folgt nun eine Vorstellung der auf dem Markt erhältlichen Produkte.

## Fleischersatzprodukte

Zu jedem Fleischstück und jeder Zubereitungsart von Fleisch gibt es ein passendes veganes Äquivalent. Und wenn nicht, dann ist die Lebensmittelindustrie sicherlich schon mitten in der Entwicklung neuer Alternativen. Ob ein veganes Schnitzel auch so genannt werden darf, ist in den Leitsätzen des *Deutschen Lebensmittelbuchs* festgelegt. Fleischersatz darf nicht wie ein speziell gewachsenes Stück eines Tieres heißen (zum Beispiel Schinken). Wenn es sich aber nur um eine bestimmte Zubereitungsart wie bei Schnitzel und Frikadellen handelt, dann darf der Fleischersatz auch so benannt werden. Spezifische Wurstwaren wie Salami und Lyoner müssen mit dem Zusatz „Typ" bezeichnet werden, also „Typ Salami". Kategoriebezeichnungen wie Streichwurst und Bratwurst sind uneingeschränkt erlaubt.

### DARAUF SOLLTEST DU BEIM KAUF VON FLEISCH-ALTERNATIVEN ACHTEN:

Damit eine Fleisch-Alternative auch ein guter Fleischersatz ist, sollte er proteinreich sein. Möglichst weit vorne auf der Zutatenliste stehen dann beispielsweise diese Proteinlieferanten: Tofu, Sojaprotein (bzw. Sojaeiweiß), Sojaproteinkonzentrat, Sojabohnen, Seitan (bzw. Weizeneiweiß, Weizenprotein oder Gluten), Erbsenprotein, Süßlupinensamen.

Oft lässt die Verpackung des Fleischersatzes schon erahnen, was er darstellen soll. Für veganen Bacon, vegane Fertigschnitzel und Rostbratwürste werden Verpackungen gewählt, die denen des tierischen Originals ähneln. Fleischersatzprodukte bestehen oft aus Tofu, Seitan (auch Weizeneiweiß oder Gluten genannt), Hülsenfrüchten (wie Erbsen und Lupinen), Jackfrucht oder

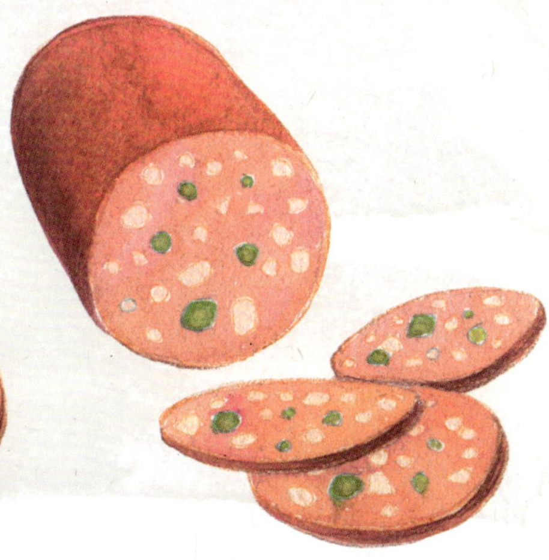

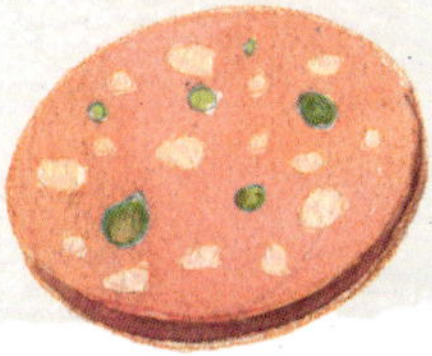

Getreide. Weit vorne in der Zutatenliste befinden sich meist Sonnenblumenöl, Rapsöl oder Kokosnussöl. Gemeinsam mit verschiedensten Gewürzen, Verdickungsmitteln, Farbstoffen und Aromastoffen wird die perfekte Fleischalternative geschaffen. In einigen Fällen werden auch Vitamine und Mineralstoffe zugesetzt.
Wegen der langen Zutatenlisten und des starken Salzgehaltes haben Fleisch- und Wurstersatzprodukte einen schlechten Ruf. Sie gelten als ungesund, voll mit Chemie und deswegen als unnatürlich. Die langen Zutatenlisten sind meist nötig, weil der fleisch- bzw. wurstähnliche Geschmack, die Konsistenz und das Aussehen nur mit einer Vielzahl verschiedenster Lebensmittel, Gewürze und Zusatzstoffe hergestellt werden können. Das Chemieargument ist aber unpassend: Alles ist Chemie. Und Chemie ist nicht automatisch ungesund. Die Unnatürlichkeit oder Natürlichkeit

## Ein Beispiel: Vegane vs. tierische Mortadella

| Nährstoffangabe pro 100 g | vegane Mortadella | tierische Mortadella |
|---|---|---|
| Brennwert | 148 kcal | 234 kcal |
| Fett,<br>davon gesättigte Fettsäuren | 11,0 g<br>0,8 g | 20,0 g<br>6,0 g |
| Kohlenhydrate,<br>davon Zucker | 3,0 g<br>3,0 g | 1,0 g<br>0,5 g |
| Eiweiß | 8,0 g | 13,0 g |
| Salz | 2,25 g | 2,4 g |
| Zutaten | Sojaeiweiß, Erbseneiweiß, Verdickungsmittel: Carrageen, Konjakwurzel, Guarkernmehl, Johannisbrotkernmehl (Dextrose); Rapsöl (12 %), jodiertes Speisesalz (Kochsalz, Kaliumjodat), Gewürzextrakte, Johannisbeere, Antioxidationsmittel: Ascorbinsäure; Aroma. | 75 % Geflügelfleisch (Truthahnfleisch, Hähnchenfleisch), Trinkwasser, Geflügelfett mit Haut, jodiertes Nitritpökelsalz (Kochsalz, Konservierungsstoff: Natriumnitrit; Kaliumjodat), Zucker, Gewürze, Dextrose, Würze (aus Raps und Mais), Stabilisator: Diphosphate, Maltodextrin, Gewürzextrakte, Antioxidationsmittel: Natriumascorbat. |

eines Lebensmittels steht nicht für ihren gesundheitlichen Wert. Schließlich ist der Knollenblätterpilz bei Verzehr tödlich, und das, obwohl er ganz natürlich im Wald wächst.
Fakt ist, dass in vielen Fällen sowohl die vegane Alternative als auch das tierische Original ein hochverarbeitetes Produkt ist, das in Maßen konsumiert werden sollte. Fakt ist auch, dass Fleischersatzprodukte den Umstieg in die vegane Ernährung für Fleischliebhaber erleichtern können.

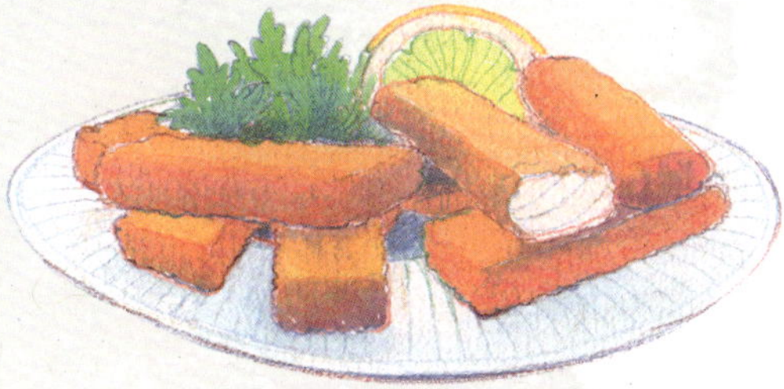

## Fischersatzprodukte

Auch der Markt für Fischersatzprodukte und Alternativen für andere Meerestiere wächst stetig. Es gibt Fischstäbchen, Backfisch und Schlemmerfilet auf Basis von Sojaprotein oder Reis. Auch Räucherlachs aus modifizierter Stärke und Dosenthunfisch aus Soja sind in den Regalen zu finden. Ganz neu auf dem Markt ist Tofu oder Sojaproteinisolat in Form von Shrimps. Alternativ zur Fischsoße, die in der asiatischen Küche beliebt ist, gibt es Sojasoße mit Algen. Und im Kühlregal tummeln sich vielfältige Feinkostsalate auf Basis von Auberginen, Roter Beete oder Tofu. Im Sushirestaurant wird das vegane Sushi meist mit Tofu, Seitan oder einfach nur mit Gemüse serviert.

### DARAUF SOLLTEST DU BEIM KAUF VON FISCH-ALTERNATIVEN ACHTEN:

Fisch ist eine gute Quelle für Jod und Omega-3-Fettsäuren. Fischersatz sollte deswegen im Idealfall jodiertes Speisesalz oder Meeresalgen enthalten sowie eine Omega-3-Quelle – beispielsweise Rapsöl oder DHA- und EPA-reiches Öl aus Mikroalgen. Da Fisch zudem eine gute Proteinquelle ist, sollte auch Fischersatz hauptsächlich aus Tofu, Soja, Weizenprotein oder Ähnlichem bestehen.

## Milch- und Milchprodukte-Ersatzprodukte

Pflanzendrinks sind mittlerweile ebenso etabliert bei Flexitariern und Vegetariern wie Fleischersatzprodukte. Auch viele Laktoseintolerante greifen lieber zu pflanzlichen Alternativen als zur laktosefreien Kuhmilch. Die Auswahl bei Pflanzendrinks ist groß. Es gibt sie aus Soja, Hafer, Reis, Mandeln, Cashews, Kürbiskernen, Hanfsamen, Dinkel, Lupinen, Erbsen, Kokos oder aus einem Mix daraus. Dasselbe gilt für Joghurt, Quark, Crème fraîche, Schmand, Sahne und Pudding.

## DARAUF SOLLTEST DU BEIM KAUF VON MILCHPRODUKTE-ALTERNATIVEN ACHTEN:

Um ein möglichst guter Kuhmilchersatz zu sein, sollte Pflanzendrink ohne Zuckerzusatz und mit zugesetztem Calcium (Calciumcarbonat, Tricalciumphosphat, Meeresrotalge *Lithothamnium calcareum*) daherkommen. Auch zugesetztes Jod und zugesetztes Vitamin D, B2 und B12 sind super. Da Kuhmilch auch Eiweiß liefert, sollte eine proteinreiche Alternative bevorzugt werden. Drinks aus Soja, anderen Hülsenfrüchten und Nüssen sind besonders eiweißreich und haben aufgrund dieser Eigenschaft noch einen tollen Vorteil: Sie bilden einen stabilen Milchschaum. Auch sämtliche andere Milchprodukte sollten möglichst proteinreich sein und zugesetztes Calcium enthalten. Bei veganer Butter lohnt sich der Griff zu einer Sorte mit Rapsöl, Leinöl und Algenöl für die gesunden Omega-3-Fette.

Auch bei Milchersatzprodukten gibt es rechtliche Vorschriften, was ihre Bezeichnung angeht. Milch, Käse, Joghurt, Rahm, Molke, Butter und Buttermilch unterliegen einem Bezeichnungsschutz. Nur die Eutersekretion von Säugetieren darf so genannt werden. Vegane Butter oder Margarine findet sich oft unter der Bezeichnung „Streichfett“ oder „Block“. Sie bestehen aus einer Mischung von Rapsöl, Sonnenblumenöl, Kokosöl, Sheabutter und manchmal auch Palmfett. Einigen Sorten wurden B-Vitamine oder Vitamin D hinzugefügt.
Auch Margarine eignet sich als Butterersatz, ist jedoch nicht immer vegan, da tierische Fette zugesetzt werden dürfen.

## Käse-Ersatzprodukte

Käse ist nicht selten der Endgegner beim Umstieg auf die vegane Ernährung. Auch ich habe noch lange Zeit zu tierischem Käse gegriffen, bevor ich vollends auf vegane Alternativen umgestiegen bin. Heute fällt das um einiges leichter als noch vor zehn Jahren, denn es gibt mittlerweile zahlreiche wohlschmeckende Käsealternativen in allen Formen. Frischkäse wird etwa auf Basis von Mandeln, Cashews, Hafer und Soja produziert, teilweise auch auf Basis anderer Hülsenfrüchte wie Ackerbohnen, Lupinen und Kichererbsen. Veganer Scheibenkäse, geriebener Käse

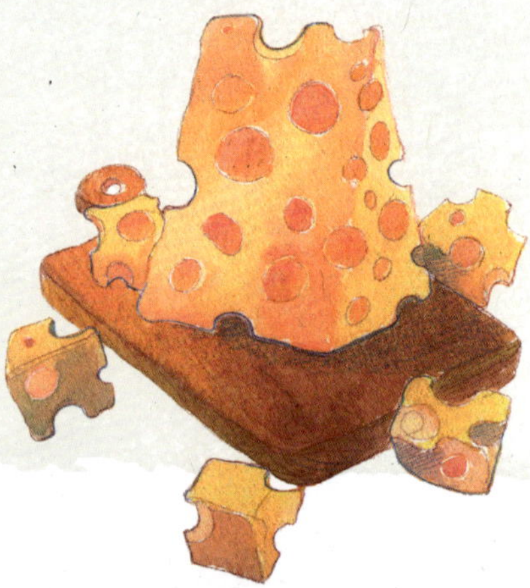

### DARAUF SOLLTEST DU BEIM KAUF VON KÄSE-ALTERNATIVEN ACHTEN:

Traditionell fermentierte und gereifte vegane Käsesorten glänzen mit ihrem authentischen Geschmack und enthalten gesunde Milchsäurebakterien. Käse sollte außerdem Protein enthalten – deswegen lieber zu einer Käsealternative auf Basis von Hülsenfrüchten oder Nüssen greifen als zu reinen Kokosölerzeugnissen.

und Parmesan werden aus Kokosöl und modifizierter Stärke oder aus Nüssen hergestellt. Veganer Hirtenkäse besteht aus Nüssen, Kokosöl oder Tofu, traditionell eingelegt in Salzlake. Für besondere Ereignisse gibt es veganen Raclettekäse und Fondue aus Kichererbsen, Nüssen oder Kokosöl. Viele Käsesorten sind mit Vitamin B12 angereichert.

**Pro-Tipp: Für perfekt schmelzenden veganen Streukäse auf Pizza, Aufläufen & Co.:**
Am besten schmilzt Käseersatz im Ofen, wenn er mit Flüssigkeit oder Öl bestrichen oder direkt auf eine Soße verteilt wurde. Bestreichen kann man die Käseschicht beispielsweise mit Olivenöl, Wasser, Pflanzendrink, Wein oder Joghurt.

## Ei-Ersatzprodukte

Wer Kuchen und andere Teigspeisen zubereiten möchte, kann auf verschiedene Ei-Ersatzpulver auf dem Markt zurückgreifen. Die meisten werden aus einer Mischung von Stärke und pflanzlichen Eiweißquellen oder Kichererbsenmehl hergestellt und enthalten Verdickungsmittel, damit der Teig gut gebunden wird. Daneben gibt es Rührei- und Omelettepulver zum Selbstanrühren und Anbraten, auf Basis von Bohnen, Kichererbsen, Erbsen oder Soja. Einige dieser Ei-Ersatzprodukte sind mit „Kala Namak“-Schwefelsalz gewürzt, womit man den schwefeligen Eigeschmack imitieren will.

### DARAUF SOLLTEST DU BEIM KAUF VON EI-ERSATZ ACHTEN:

Um cremige Rührteige herzustellen, benötigt es nicht immer Eier oder Eiersatz. Eier lassen sich mit Lebensmitteln wie Apfelmark, Bananen, Leinsamen oder Stärke günstiger ersetzen. Die meisten Rührei- und Omelettealternativen sind sehr proteinreich und ein guter Ersatz für das Original. Im besten Fall würzt du deine Alternative mit Jod-Selen-Salz und gibst ein bisschen Lein- oder Algenöl darüber. So kommt sie dem Original nährstofftechnisch etwas näher.

## Convenienceprodukte und Snacks

Ein Veganer kann nur Gras, Körner und Steine essen? Spätestens beim Besuch eines großen Supermarkts wird man eines Besseren belehrt. Unter den Süßwaren findet man vegane Kekse, gelatinefreie Fruchtgummis, Schokolade und Proteinriegel. Auch Chips, Fertigsoßen, Suppen, fertige Teige, Müslis und Cerealien gibt es in der veganen Variante. Die Tiefkühlabteilung hält verschiedenste Sorten veganes Eis, Kuchen, Pizzen und Nuggets bereit. Und Pommes sind sowieso vegan.
Convenience Food erleichtert den Alltag, schmeckt gut und ist überall verfügbar. Es hat aber kaum bis gar keinen Gesundheitswert und bewegt sich meist in einer höheren Preisklasse. Der finanzielle Aspekt wie auch der Umstand, dass die Produkte energiedicht sowie fett- und zuckerreich sind, spricht schon dafür, sie nicht regelmäßig zu konsumieren. Trotzdem dürfen sie ab und zu eine gesunde und ausgewogene vegane Ernährung ergänzen. Schließlich bringen sie auch Spaß und sind ein gutes Beispiel dafür, dass Veganer nicht nur auf Grashalmen herumkauen.

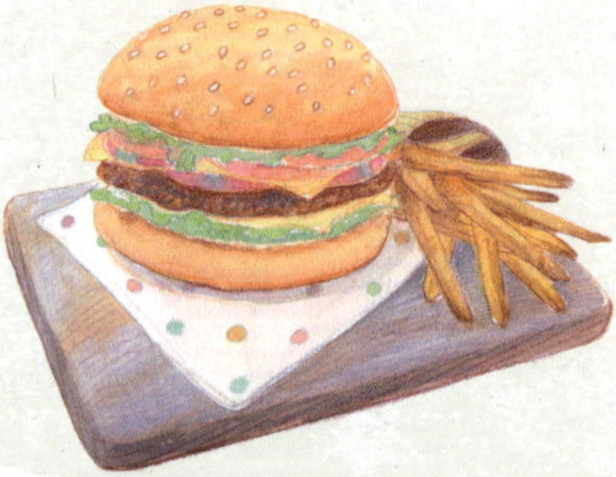

## Fazit

Ersatzprodukte haben niemals den Anspruch, tierische Lebensmittel perfekt zu ersetzen. Das können sie unter ernährungsphysiologischem Gesichtspunkt auch nicht. Kein Ersatzprodukt ähnelt dem tierischen Original in allen Nährstoffen. Manche Produkte kommen nicht mal ansatzweise an das Original ran: Veganer Käse auf Kokosölbasis ist beispielsweise voller gesättigter Fettsäuren und enthält kaum Proteine oder Calcium. Das tierische Original ist stattdessen eine Quelle für ungesättigte Fettsäuren, Calcium und vor allem Protein. Deswegen sollten Tierprodukte in einer gesunden veganen Ernährung auch nicht eins zu eins durch ein veganes Produkt ersetzt und die restliche Ernährung unverändert gelassen werden. Eine Umstellung auf eine vegane Lebensweise bedeutet eine Anpassung der gesamten Ernährung. Lebensmittelgruppen wie Hülsenfrüchte, Nüsse und Vollkorngetreide, die zuvor keine große Aufmerksamkeit erhalten haben, müssen nun einen festen Platz auf dem Speiseplan bekommen.

Lass die tierischen Produkte nicht nur weg oder ersetze sie mit veganen Alternativen. Gestalte deine Ernährung stattdessen bunt und vollwertig und baue Ersatzprodukte als leckere Ergänzung ein.

# TIERISCHE PRODUKTE GESUND UND EASY ERSETZEN

Tierische Lebensmittel lassen sich weitaus günstiger und gesünder ersetzen als mit hochverarbeiteten, teuren Ersatzprodukten. Du solltest möglichst erst diese gesünderen Alternativen ausprobieren, bevor du zu einem fertigen Ersatzprodukt greifst. Die Grundzutaten findest du in jedem größeren Supermarkt. Rezepte für die Zubereitung der Alternativen findest du im Internet oder in den Kochbüchern, die im Anhang aufgelistet sind.

## Fleisch- und Wurst-Alternativen

| Tierisches Lebensmittel | Gesunde, vegane Alternative |
|---|---|
| Steak, Braten, Filet | Tofu Natur, Tofu geräuchert, Tempeh, Seitan aus Seitanfix, Hülsenfrüchte, Nussbraten, Portobellopilzsteak |
| Frikadelle, Burger | Kidneybohnentaler, Linsen-Pilz-Frikadelle, Dinkelbratling, Grünkernbratling, Tempehburger, Portobellopilzburger |
| Schnitzel, Nuggets | Sellerieschnitzel, Tofuschnitzel, Haferflockenschnitzel, Lupinenschnitzel, Portobellopilz „Fried Chicken Style“ |
| Geschnetzeltes | Sojaschnetzel, Jackfrucht, Portobellopilz, „Pulled Pork“ aus Kräuterseitlingen |
| Hackfleisch, Bolognese | Tofuhack, Sojahack, Sonnenblumenhack, Linsenbolognese, Tofubolognese |
| Speck, Bacon | Räuchertofu, Tofu mit Liquid Smoke, gewürztes Reispapier |
| Würstchen | Seitanwurst, Tofuwurst, Lupinenwurst, Bohnenwurst |
| Wurstaufschnitt | Räuchertofuscheiben, dünne Seitanfilets |
| Wurstaufstrich | Aufstrich aus Hülsenfrüchten oder Tofu |
| Mett | Reiswaffeln |
| Schweineschmalz | Zwiebelschmalz, Mandelschmalz o. a. pflanzliches Schmalz |
| Fleischsalat | Salat aus Räuchertofustreifen |
| Fleisch- oder Umamigeschmack | Liquid Smoke, Geräucherte-Paprika-Pulver, Rauchsalz, Umamisalz, Misopaste, Sojasoße, Hefeextrakt, Glutamat, getrocknete Shiitakepilze |

## GOOD TO KNOW:

### TOFUSORTEN

Tofu ist nichts anderes als Quark aus Sojabohnen. Man stellt ihn her, indem man Sojamilch zum Gerinnen bringt, die Flocken abschöpft und presst. Der weiße Naturtofu ist das Original unter allen Tofusorten. Er ist relativ fest, vielseitig einsetzbar und muss gut gewürzt oder mariniert werden. Der bräunliche Räuchertofu ist vorgewürzt und in einer Räucherkammer behandelt. Er eignet sich aufgrund seines intensiven Rauchgeschmacks als Schinken- oder Speckersatz. Der weiße, glatte Seidentofu erinnert in seiner Konsistenz an Wackelpudding und hat den höchsten Feuchtigkeitsgehalt unter den Tofusorten. Er wird für Süßspeisen oder in Misosuppe verwendet. Tofu unterscheidet sich je nach Hersteller stark. Manche Tofusorten sind weicher und wässriger, andere fester und würziger. Probiere aus, bis du deine Lieblingsmarke gefunden hast!

## Fisch-Alternativen und Alternativen für Meerestiere

| Tierisches Lebensmittel | Gesunde, vegane Alternative |
|---|---|
| Lachsaufschnitt | Karottenlachs |
| Lachsfilet | Tofu mit Nori |
| Thunfisch | Kichererbsen mit Nori, eingelegte Jackfrucht, eingelegter geschredderter Tofu, Sojaschnetzel |
| Fischstäbchen | Gemüsestäbchen, panierter Tofu mit Nori |
| Schlemmerfilet | Tofu mit Nori und Pankopanade |
| Backfisch | gebackene Bananenblüten, weißer Rettich mit Panade |
| Fischfrikadelle | Artischockenherzen mit Kichererbsenmehl |
| Heringssalat | Auberginen |
| Shrimps, Garnelen | Kräuterseitlinge mit Nori, Palmherzen |
| Hummer | Palmherzen |
| Jakobsmuscheln | Kräuterseitlinge |
| Calamari | panierte Kräuterseitlinge |
| Kaviar | Chiasamen mit Nori, Karottensaft mit Agar Agar, Senfkörner, Belugalinsen mit Nori |
| Fischaroma | Norialgen, Wakamealgen, Dulsealgen, Algenöl |

## Alternativen für Milch, Milchprodukte und Käse

| Tierisches Lebensmittel | Gesunde, vegane Alternative |
|---|---|
| Milch | Pflanzendrink, gemixt aus Nüssen/Nussmus/Haferflocken/Hülsenfrüchten und Wasser |
| Buttermilch | Pflanzendrink mit Zitronensaft/Apfelessig angedickt |
| Kochsahne | Nussmus, Nussmus mit Wasser püriert, Haferflocken mit Wasser gemixt |
| Schlagsahne | feste Creme aus Kokosmilchdose, Aquafaba (Flüssigkeit in Kichererbsendose) |
| Joghurt, Quark | ungesüßter Pflanzenjoghurt, Pflanzendrink mit Joghurtkulturen, Tofu mit Pflanzenjoghurt püriert |
| Crème fraîche | Cashews mit Pflanzendrink püriert |
| Schmand, Sauerrahm | Cashewschmand, Cashewsauerrahm |
| Mascarpone | Cashewmascarpone |
| Butter, Margarine | Mandelmus, Cashewmus, Pflanzenöle mit Pflanzendrink püriert, Avocado |
| Frischkäse | Seidentofufrischkäse, Cashew-Tofu-Frischkäse |
| Ricotta | Cashewricotta, Mandelricotta |
| Parmesan | Hefeflocken, gemahlene Cashews/Mandeln mit Salz |
| Käsesoße für Pizza | Hefeschmelz, Kartoffel-Gemüse-Käsesoße |
| Scheibenkäse | Cashewschnittkäse |
| Käse in Salzlake | eingelegter Tofu, Mandel-„Feta" |
| Mozzarella | Flohsamenschalenmozzarella, Cashewmozzarella |
| Camembert | Cashewcamembert, Blumenkohlcamembert |
| Racelettekäse | Mandelmus, Hefeschmelz, Kartoffel-Gemüse-Käsesoße |
| Käsefondue | Kartoffel-Gemüse-Käsesoße, Kartoffel-Cashewkäsesoße |

## Ei-Alternativen

| Tierisches Lebensmittel | Gesunde, vegane Alternative |
|---|---|
| Ei für gebackene Süßspeisen | 1 EL Leinsamen + 2 EL Wasser, 1 EL Chiasamen + 3 EL Wasser, 1 EL Essig + 1 EL Natron, reife Banane, Sojajoghurt, Sojadrink, Apfelmus, Apfelmark, Tapiokastärke, Aquafaba (Flüssigkeit in Kichererbsendose), Seidentofu |
| Ei für herzhafte Speisen | 1 EL Sojamehl + 2 EL Wasser, Kichererbsenmehl, Speisestärke, Tapiokastärke, Johannisbrotkernmehl, Aquafaba (Flüssigkeit in Kichererbsendose), Seidentofu |
| Rührei | Tofurührei, Kichererbsenmehlrührei |
| Omelette | Kichererbsenmehlomelette, Seidentofu-Kichererbsen-Omelette |
| Eigeschmack und -geruch | „Kala Namak"-Schwefelsalz |

## Vegane Alternativen für sonstige Lebensmittel

| Tierisches Lebensmittel | Gesunde, vegane Alternative |
|---|---|
| Honig | Dattelsirup, Ahornsirup, Zuckerrübensirup, Apfeldicksaft, Birnendicksaft, Reissirup, Agavendicksaft, Löwenzahnblütensirup |
| Gelatine | Agar Agar bzw. Agartine |
| Mayonnaise | Sojadrink-Pflanzenöl-Mayonnaise |
| Schokomousse | Avocadoschokocreme, Aquafabaschokomousse, Seidentofuschokocreme |
| Milcheis | Nicecream |

# TIPPS FÜR DEN UMSTIEG AUF DIE VEGANE ERNÄHRUNG

Prinzipiell gibt es zwei verschiedene Strategien für den Start in den Veganismus. Es kommt auf den Typ an.

Der No-excuses-Typ bevorzugt den „kalten" Umstieg und lebt von heute auf morgen vegan. Er kann es nicht länger mit sich vereinbaren, tierische Produkte zu kaufen, nachdem er weiß, dass Tiere für Lebensmittel ausgebeutet werden. Der Babysteps-Typ bevorzugt die Umstellung in kleinen Schritten. Er muss sich erst langsam an die neue Lebensphilosophie und Ernährungsweise herantasten und fühlt sich eventuell überfordert mit der Fülle an neuen Informationen.

Das ist verständlich, denn eine komplette Umstrukturierung der bisherigen Lebensweise kann überwältigend und beängstigend sein. Alte Gewohnheiten und festgefahrene Routinen zu durchbrechen, erfordert Willenskraft und Mut. Außerdem braucht es einen guten Beweggrund, eine Motivation, um nicht aufzugeben. Die positiven Ergebnisse unseres Verhaltens zu sehen, wäre eine gute Motivation.

Leider sehen wir in unserem Alltag die Auswirkung des Veganismus nicht oder nicht sofort. Schlachthäuser und Intensivtierhaltungsanlagen werden ohnehin vor unseren Augen versteckt. Wir sehen das tägliche Leid, die Grausamkeit und Ausbeutung der Tiere meist nicht. Geschweige denn können wir sofort einen Unterschied in den Schlachtzahlen erkennen. Veränderung braucht Geduld und Zeit.

Über die letzten zehn Jahre ist die Auswirkung unseres Konsumboykotts auf dem Markt langsam in anderer Hinsicht erkennbar geworden: Es wird immer mehr Verkaufsfläche für vegane Ersatzprodukte geschaffen. Vegane Lebensmittel sind kein Nischenprodukt mehr, das man nur im Reformhaus kaufen kann. Sondern mittlerweile sogar ein fester Bestandteil des Produktangebots in jedem Discounter.

Weil ein ethisch begründeter Konsumboykott nur sehr langsam seine Auswirkung zeigt, ist es verständlich, warum so viele Menschen aus vermeintlich gesundheitlichen Gründen Veganer werden. Eine Ernährungsumstellung macht sich im Körper schon nach wenigen Tagen bemerkbar. Es kommt nicht selten zu einem kleinen, vorübergehenden Gewichtsverlust. Denn energiereiche tierische Produkte werden durch energiearme pflanzliche Lebensmittel ersetzt. Vielleicht fühlt sich die Verdauung anders an, vielleicht verändert sich das Hautbild oder die Stimmung. Meist sind das kurzweilige Effekte, die mit der Zeit wieder verschwinden. Wir Menschen gewöhnen uns schließlich an alles, wenn wir dem nur lange genug ausgesetzt sind.

Manche spüren auch negative Auswirkungen wie Müdigkeit, Lustlosigkeit oder negative Veränderungen im Erscheinungsbild. Das sind typische Zeichen von Nährstoffmängeln, wenn die vegane Ernährung nicht richtig umgesetzt wurde. Vielleicht wird der Umstieg in den Veganismus auch vom eigenen Umfeld nicht akzeptiert. Man fühlt sich aus der Freundesgruppe ausgeschlossen, weil man nicht mehr gemeinsam ins Stammlokal gehen kann. Vielleicht kommt es zu Streit, weil zwei verschiedene Lebensrealitäten aufeinanderprallen. So oder so geht der Umstieg in den Veganismus mit Veränderung einher.

Hilfreich ist es, sich die Beweggründe für den Umstieg klarzumachen, egal ob dieser radikal vollzogen wird oder erst mal in kleinen Schritten. Dabei solltest du realistisch sein: Der Veganismus ist keine Diät, um gesund oder schlank zu werden. Der Veganismus ist nicht die eine Lösungsformel für eine nachhaltige Welt und für die Rettung des Klimas. Mit dem Veganismus rettet man nicht aktiv Tiere vor dem Tod. Er ist vielmehr eine passive Haltung, bei der wir etwas unterlassen (das Konsumieren von tierischen Produkten). Er ist ein Gerechtigkeitsanliegen für die Tiere, die wir in unserem aktuellen System massiv ausbeuten. Der Fokus liegt auf dem Fakt, dass Tiere darin die Opfer sind. Veganer möchten auf Tierrechte aufmerksam machen. Es geht nicht darum, sich selbst oder das Klima in den Vordergrund zu rücken. Damit unterscheidet sich der Veganismus als Lebensphilosophie stark von der „plant-based Ernährung", die eine bestimmte Ernährungsweise, die Gesundheit und die Erde in den Fokus stellt. Letztendlich bleibt dir selbst überlassen, mit welchem Motiv du dich mehr identifizieren kannst. Es ist nur wichtig, dass du die richtigen Gründe findest, um am Ende nicht enttäuscht zu sein.

Ex-Veganer sind das beste Beispiel für falsche Hoffnungen. Betrachtet man die Gründe, die sie für ihren „Ausstieg" angeben, dann geht es oft um Gesundheitliches. Sie sind mit der Erwartung in den Veganismus gestartet, dass sie damit ihren Körper entgiften, ihren Darm heilen oder ihren Geist ordnen können. Das alles kann der Veganismus nachweislich nicht leisten. Früher oder später wird es zur Realisation kommen, dass eine gesunde Ernährung auch tierische Produkte beinhalten kann. Und dass man ein Lachsfilet essen und gleichzeitig spirituell mit sich im Einklang sein kann. Andere geben die vegane Ernährung wieder auf, weil sie unzufrieden mit der Lebensmittelauswahl und den Gerichten sind. Sie fühlen sich nach einer Mahlzeit hungrig und haben Gelüste nach tierischen Lebensmitteln. Das kann passieren, wenn man sich einseitig ernährt und zu wenig Kalorien zu sich nimmt. Eine ausgewogene vegane Ernährung beinhaltet Kohlenhydrate, Fette und Protein. Sie kann genauso deftig und befriedigend sein wie eine Ernährung mit Tierprodukten. Ex-Veganer geben außerdem an, dass es sie nicht erfüllt, auf tierische Lebensmittel zu verzichten, weil sie die Auswirkungen nicht sofort erkennen. Vielleicht wäre es für diese Personen sinnvoll, sich im Tierschutz des örtlichen Tierheims zu engagieren, Tiere aus Pelzfarmen zu retten oder mit Aktivisten auf die Straße zu gehen. Das motiviert vielleicht für den Veganismus als passives Gerechtigkeitsanliegen.

### GOOD TO KNOW:

## SO WIRST DU NICHT ZUM EX-VEGANER

**1.** Finde die richtige Motivation für den Veganismus, um später garantiert nicht enttäuscht zu sein.

**2.** Informiere dich über Ernährung und setze dich intensiv mit den kritischen Nährstoffen auseinander. Vergiss das Vitamin B12 nicht.

**3.** Gestalte deine Mahlzeiten mit einem ausgewogenen Verhältnis aller drei Makronährstoffe Kohlenhydrate, Fette und Protein. Und esse dich satt an deinen Mahlzeiten!

**4.** Schränke dich nicht unnötig ein! Die vegane Ernährung ist schon restriktiv genug. Du musst nicht noch auf Zucker, Weißmehl und Öl verzichten oder sogar roh-vegan werden. Diese Einschränkungen sind mehr ein Trend als wissenschaftlich fundiert.

**5.** Probiere Rezepte aus und lerne Lebensmittel kennen, die du vorher noch nicht auf deinem Speiseplan hattest. Abonniere vegane Foodblogger und stöbere durch vegane Kochbücher.

**6.** Solltest du bedingt durch deinen Wohnort weniger Zugang zu veganen Lebensmitteln haben, dann nutze vegane Onlineshops.

**7.** Wenn du keinen Support in deiner Familie und im Freundeskreis bekommst, dann suche dir vegane Kontakte in deiner Stadt und auf Social Media.

**8.** Lass dich regelmäßig von deinem Hausarzt durchchecken. Nimm bei Bedarf eine Ernährungsberatung in Anspruch.

**9.** Informiere dich bei echten Fachexperten und nicht bei Influencern oder selbsternannten Ernährungsberatern.

**10.** Lass dich nicht verunsichern von Ex-Veganern oder Anhängern tierbasierter und pseudowissenschaftlicher Ernährungsweisen (Karnivorernährung, Paleoernährung, Traditionelle Ernährung, Clean Eating).

Nimm dir Zeit und schreibe dir deine Motivation und deine Ziele auf. Was ist es, was du erreichen möchtest, und wie kommst du am besten ans Ziel? Bleibe dabei realistisch und setzte dir, wenn nötig, kleine Zwischenziele. Als Beispiel: Dein Ziel ist es, innerhalb von drei Monaten komplett zum Veganer zu werden. Du setzt zunächst den Verzicht auf Fleisch und Fisch als Zwischenziel. Zur Zielerreichung könntest du dich in deinen örtlichen Supermärkten nach Ersatzprodukten umsehen. Oder du setzt dich an einem Sonntag hin und überlegst, wie du all deine liebsten Fleisch- und Fischgerichte durch eine vegetarische Alternative ersetzen kannst. Deine nächsten Zwischenziele sind dann der Verzicht auf Eier, Milch und Milchprodukte. Danach streichst du auch fertige Produkte wie eier- und milchhaltige Back- und Süßwaren aus deiner Ernährung. Als Nächstes entfernst du Honig von deinem Speiseplan und setzt dich mit tierischen Zusatzstoffen auseinander. Im letzten Schritt gehst du über die Ernährung hinaus und informierst dich über Leder, Wolle, Daunen und andere tierische Rohstoffe. Dir deine Ziele und Motivation schriftlich festzuhalten, kann bei der Umsetzung helfen. Alternativ kannst du dir auch vornehmen, erst mal nur einen Tag in der Woche vegan zu essen. Das steigerst du dann über die folgenden Wochen, bis du alle sieben Tage vegan isst. Der Vorteil ist, dass die Hürde erst einmal klein ist: Ein Tag pro Woche klingt machbar, stimmt's?

**Pro-Tipp:** Es gibt extra Einstiegsprogramme, die dir das Aufteilen in kleine Schritte schon abgenommen haben.

Du kannst dich kostenlos in ein E-Mail-Programm einschreiben oder dir eine App herunterladen. Die meisten Programme laufen 30 Tage, weil das ungefähr der Zeitraum ist, den dein Gehirn benötigt, um sich an Neues zu gewöhnen. Im Anhang findest du Infos zu diesen Einsteigerprogrammen.

Vielleicht bist du aber auch der No-excuses-Typ und schmeißt radikal alle Tierprodukte aus deinem Haushalt. Denken in kleinen Schritten macht dich nervös. Manchmal kann man es keine Minute länger akzeptieren, tierische Produkte um sich zu haben. Im besten Fall verschenkst du die Lebensmittel an Freunde und Verwandte, spendest sie an die Tafel oder bringst sie zu einem Foodsharing-Fairteiler. Dann wirfst du dich in „trial and error"-Manier in die neue Situation und wartest ab, was passiert. Vielleicht fällt es dir superleicht, deine Ernährung radikal umzustellen. Oder du merkst nach einiger Zeit, dass dir alles zu viel ist. Dann ist es nicht zu spät, doch noch ein paar Schritte zurückzugehen und dich langsam an die neue Situation zu gewöhnen. Wenn du eine gute Challenge liebst, dann probiere es doch erst mal, ab morgen für 30 Tage vegan zu leben. Und danach guckst du, wie es für dich weitergeht.

Eins ist klar: Wenn man jede Mahlzeit unabhängig von anderen Menschen planen und essen kann, gestaltet sich eine Ernährungsumstellung eher leicht. Schwieriger wird es, wenn man noch mit den mischköstlich essenden Eltern zusammenwohnt oder der Lebenspartner bei der Ernährungsumstellung nicht mitmachen möchte. Ich bin Veganerin geworden, als ich noch bei meinen Eltern gewohnt habe. Das bedeutete anfangs für mich, dass ich viele Mahlzeiten selbst kochen musste. Um mein Frühstück und mein Mittagessen in der Schule konnte ich mich problemlos selbst kümmern. Manchmal habe ich auch das Abendessen für mich selbst gekocht. Meine Mutter, die für die Essensversorgung zuständig war, zeigte sich kurze Zeit später neugierig und kooperativ: Sie kochte so, dass ich die tierische Komponente der Mahlzeit weglassen konnte, und probierte neue vegane Rezepte aus. Mit der Zeit wurde sie selbst zu Vegetarierin und schließlich lebte sie sogar eine Zeitlang vegan. Nicht immer lassen sich Familienmitglieder oder Lebenspartner so positiv beeinflussen. Manchmal stößt man mit seinem Wunsch nach Veränderung bei anderen auf Desinteresse oder sogar Ablehnung. Es kann helfen, sich dann nicht von den Liebsten abzugrenzen, sondern sich aktiv einzubringen. Du kannst beispielsweise einen Tag in der Woche für alle ein leckeres veganes Gericht kochen. Oder dich beim Schreiben der Einkaufsliste und beim Einkauf einbringen. Vielleicht könnt ihr euch auf ein bis zwei vegane Tage pro Woche einigen. Hier kannst du auch auf die gesundheitlichen Vorteile einer Ernährung mit hohem Pflanzenanteil plädieren. Frag nach, ob ihr öfter Mahlzeiten wie Wraps, Sommerrollen, gefüllte Pitataschen und Bowls kochen könnt. Dafür könnt ihr viele Komponenten wie Gemüse, Reis, Nudeln, Tofu und tierische Zutaten vorbereiten. Jeder kann am gemeinsamen Essenstisch dann seinen Wrap, seine Pita, die Sommerrolle oder seine Bowl nach Belieben zusammenstellen. Es entsteht ein Familiengefühl am Tisch, *obwohl* jeder sein Gericht ein bisschen anders zusammengestellt hat. Oder ihr macht einen Pizzaabend und jeder belegt seine Seite des Pizzablechs so, wie es ihm am besten schmeckt. Auch wenn du anfangs vielleicht Unverständnis erntest, wirst du sehen, dass deine Familie mit der Zeit immer mehr Rücksicht nehmen wird.

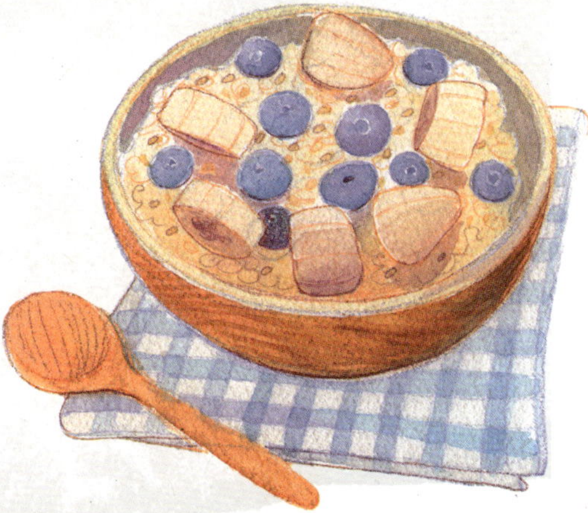

## Von der vegetarischen zur veganen Ernährung

Viele Veganer waren zuerst Vegetarier, bevor sie komplett auf die pflanzliche Ernährungsweise umgestiegen sind. Der Fleisch- und Fischverzicht wird in unserer Gesellschaft immer mehr akzeptiert und normalisiert, während der Verzicht auf alle tierischen Produkte oft noch als extrem und außergewöhnlich gilt („Vegetarier verstehe ich ja noch, aber Veganer …"). Vegetariern fällt der Umstieg in vielerlei Hinsicht leichter. Sie sind es gewohnt, die „Extrawurst" zu bekommen und sich vor einer Reise zu informieren, ob es für sie passendes Essen gibt. Sie gehen meist bewusster mit ihrer Ernährung um als Mischköstler und wissen um die Zustände in der Intensivtierhaltung. Sie bringen die nötige ethische Motivation oft schon mit.

In der vegetarischen Ernährung verschiebt sich die fehlende Protein- und Mikronährstoffquelle von Fleisch und Fisch hin zu Milch und Milchprodukten. Vegetarier verzehren vermehrt Käse als Proteinquelle. Der Verzicht auf Käse aller Art stellt für sie meist auch die größte Herausforderung dar. Käse gilt als unwiderstehliches Lebensmittel, das scheinbar süchtig macht.

Käse wird aufgrund der perfekten Kombination aus dem enthaltenden Fett, Salz und Umamigeschmack als wohlschmeckend empfunden. Umami ist japanisch und bedeutet „wohlschmeckend, würzig". Er ist unser fünfter Geschmackssinn, der insbesondere durch die Aminosäure Glutaminsäure hervorgerufen wird. Durch die Kombination von Fett, Salz und Umami entsteht das sensorische Erlebnis von Genuss. Gerade salzhaltige und fetthaltige Lebensmittel nehmen in der Evolutionsbiologie des Menschen einen wichtigen Stellenwert ein. Unsere Vorliebe dafür ist quasi angeboren. Natrium, das sich in Salz befindet, ist ein lebenswichtiger Mineralstoff, der in der Natur eher rar vorkommt. Fett ist

### GOOD TO KNOW:

### KÄSESUCHT

So etwas wie eine Sucht nach einzelnen Lebensmitteln wie Käse oder Zucker gibt es aus Sicht der Ernährungswissenschaften nicht. Das bestätigen auch die *Diagnosekriterien für Substanzabhängigkeit des Diagnostischen und Statistischen Manuals Psychischer Störungen* (*DSM*). Das ist nicht zu verwechseln mit tatsächlich existierenden Essstörungen. Suchtähnliches Verhalten gegenüber Lebensmitteln wird trotzdem stark beforscht. Vielfach wurde in der Vergangenheit diskutiert, ob die im Käse enthaltenen Casomorphine ähnlich wie die verwandte Droge Morphium auf unser Gehirn wirken und damit ein Suchtverhalten auslösen könne. Nach heutigem Stand der Datenlage ist die Theorie bei erwachsenen Menschen aber sehr unwahrscheinlich. Käse macht also nicht wirklich süchtig.

der energiereichste der drei Makronährstoffe und damit besonders wichtig für die Energieversorgung. Generell sind tierische Lebensmittel salzhaltiger, fettreicher und enthalten mehr Glutaminsäure als pflanzliche Lebensmittel. Tierprodukte sind dementsprechend für uns evolutionsbiologisch gesehen besonders wertvoll. So lässt uns schon der Gedanke an eine Salami-Käse-Pizza das Wasser im Mund zusammenlaufen. Hier treffen besonders viel Umami, Fett, Salz und Kohlenhydrate aufeinander. Und bei süßen Speisen wie Kuchen und Keksen ist es die Kombination aus viel zugesetztem Zucker und Fett, die besonders wohlschmeckend ist. Solche Kombinationen finden sich vor allem in hochverarbeiteten Lebensmitteln wie Back- und Süßwaren, Käse und Fast Food. Bei unverarbeiteten pflanzlichen und tierischen Lebensmitteln ist die Kombination nur selten zu finden.
Das erklärt, warum es so schwerfallen kann, auf Käse und vor allem auf Fast Food mit Käse zu verzichten. Käsejunkies müssen sich das Käseessen schon beinahe abgewöhnen. Auch hier kann man nach den beiden erwähnten Strategien vorgehen: entweder von heute auf morgen keinen Käse mehr essen oder sich schrittweise einem käsefreien Leben annähern. Es kann helfen, sich durch die veganen Käse-Alternativen zu probieren.
Während pflanzlicher Parmesan, Frischkäse und Camembert schon annähernd wie das Original schmecken, sind leckere vegane Scheiben- und Streukäseprodukte noch etwas schwieriger zu finden. Käse in seinem intensiven Geschmack, der Konsistenz und dem Schmelzverhalten nachzuahmen, stellt immer noch eine große Herausforderung für die Lebensmittelindustrie dar. Deswegen sollte man veganen Käse nicht unbedingt mit der Annahme kaufen, er könnte das Geschmackserlebnis von tierischem Käse perfekt ersetzen. Zugegebenermaßen gibt es trotzdem viele leckere pflanzliche Alternativen zu Käse im Handel. Erlaube dir, dich erst durch eine Vielzahl an Alternativen durchzuprobieren, bevor du ein abschließendes Fazit ziehst. Probiere auch die große Vielzahl an pflanzlichen Käserezepten aus, stelle deinen eigenen Camembert her, koche dir eine cremige vegane Käsesoße und toppe deine Pasta mit Hefeflocken oder selbstgemachtem Cashewparmesan. Pizza schmeckt auch ohne Käse oder mit einem selbstgemachten Hefeschmelz richtig lecker! Genieße die Vielfalt an pflanzlichem Käse, dann wirst du das tierische Pendant weniger vermissen.
Ist die Käsehürde erst mal überwunden, dann funktioniert auch der Verzicht auf andere Milchprodukte, Eier und Honig ohne Probleme. Wenn du gerne Rührei zum Frühstück hattest, probiere es mal mit einem Tofuscramble. Auch Eier im Kuchen lassen sich einfach durch Leinsamen & Co. ersetzen. Sei neugierig und probiere dich aus! Bleibe offen für Neues und entdecke die vielfältigen veganen Lebensmittel, die vorher vielleicht noch nicht Teil deiner Ernährung waren.

## Zehn Lifehacks für den Vegan-Neuling

Du brauchst noch Hilfe für den Start in den Veganismus? Du weißt noch nicht so ganz, was dich erwartet?

→ Hier einige Tipps und Hinweise, die dir beim Umstieg helfen sollen:

**1.** Ersatzprodukte in der Anfangszeit können dir bei der Umgewöhnung helfen. Rein psychologisch gesehen ist es die kleinere Hürde, bekannte Gerichte weiterhin zu kochen und die tierischen Lebensmittel einfach mit pflanzlichen Alternativen zu ersetzen. Probiere dich durch das vegane Angebot und gib nicht gleich auf. Manchmal dauert es länger, bis du ein Produkt gefunden hast, das dir richtig gut gefällt. Solange du nicht alles probiert hast, kannst du dir kein abschließendes Urteil erlauben! Denke aber daran, dass du deine Ernährung langfristig umstellen musst und reines Ersetzen nicht deine langfristige Ernährungsstrategie sein sollte.

**2.** Genieße die Vielfalt an Lebensmitteln! Vegane Ernährung bedeutet zu verzichten (auf viele Lebensmittelgruppen tierischen Ursprungs), doch meistens gewinnt man trotzdem neue Erkenntnisse: Die Wahrscheinlichkeit ist hoch, dass du die Vielfalt an Nüssen, Samen, Hülsenfrüchten und Pseudogetreide in der Vergangenheit bislang nicht entdeckt hast. Jetzt ist die Zeit, Neues zu entdecken. Kennst du schon Seitan, Tempeh, Miso, Hefeflocken, Amaranth und Leinsamen? Nein? Dann viel Spaß beim Entdecken, Experimentieren und Essen!

**3.** Vergiss nicht deine fünfte Sinnesqualität Umami! Gerade am Anfang wirst du diesen würzigen, fleischigen Geschmack von tierischen Lebensmitteln vielleicht vermissen. Aber auch pflanzliche Lebensmittel können dir den typischen Umamigeschmack liefern. Besonders viel Umami bekommst du durch Bohnen, Knoblauch, (getrocknete) Tomaten, Pilze, Hefeflocken, Misopaste und Sojasoße. Bereite dir deswegen regelmäßig deftige, würzige Speisen zu. Deftig und vegan schließt sich auf keinen Fall aus.

**4.** Dränge niemanden zum Veganismus. Anfangs kann sich der Umstieg wie eine neue Welt anfühlen, die du mit jedem teilen möchtest. Du fühlst dich beinahe erleuchtet. Dir wurden die Augen für Tierausbeutung geöffnet, und du möchtest deine neuen Erkenntnisse am liebsten jedem aufdrücken. Du meinst es ja nur gut. Mit deinem anfänglichen Übereifer möchtest du andere dazu drängen, es doch auch mal auszuprobieren. Akzeptiere, dass jeder an einem anderen Punkt im Leben steht und ein eigenes Tempo hat. Andere anzuprangern, dass sie nicht vegan leben, ist oft die falsche Herangehensweise. Besser: Sei ein Vorbild durch konsequente Taten. Argumentiere gelassen, aber bestimmt. Du kannst auch dieses Buch an jemanden verschenken, der neugierig auf die vegane Ernährung ist.

**5.** Sei vorbereitet! Sowohl in Sachen Argumente als auch deine Mahlzeiten betreffend. Veganismuskritiker triffst du überall, ob im engsten Kreis oder unter Fremden. Du wirst merken, dass dir jedes Mal dieselben Vorurteile und kritischen Fragen begegnen. Ein paar schlagfertige Antworten findest du in Kapitel 4. Das Buch hat dir außerdem viele wichtigen Infos zum Veganismus bereitgestellt. Merke sie dir. Argumentiere freundlich und lass dich nicht aus der Ruhe bringen. Auch ernährungstechnisch solltest du vorbereitet sein. In manchen Situationen wirst du keine vegane Option finden. Du solltest immer einen Energieriegel in der Hosentasche oder eine Banane im Rucksack haben.

**6.** Sei nicht zu streng mit dir. Du wirst irgendwann Fehler machen und Rückschläge erleiden. Das ist normal. Veganer zu werden ist ein Lernprozess, der unter Umständen auch länger dauern kann. Du hast aus Versehen eine Frühlingsrolle mit Fleisch gegessen? Das passiert den besten Veganern irgendwann (ja, ist mir auch schon passiert). Auf dem Frühstücksbüffet gibt es als vegane Option Obst und Haferflocken, aber es ist nicht ersichtlich, ob das Obst mit Bienenwachs behandelt wurde? Entspann dich. Diese Situationen werden auftauchen, denn unsere Welt ist nicht vegan. Der Veganismus soll praktikabel sein. Manche Aspekte in deinem Leben kannst du kontrollieren, andere nicht. Und das ist auch in Ordnung so. Tu das, was du tun kannst. Jede Mahlzeit ist eine neue Möglichkeit dafür.

**7.** Es kann passieren, dass du dich manchmal einsam fühlst. Plötzlich siehst du die Welt mit anderen Augen. Aber niemand in deinem Umfeld ist vegan und möchte sich mit dir austauschen. Daher suche Gleichgesinnte in Onlineforen und in Social-Media-Gruppen unter dem Hashtag #vegan*stadtname*. Lerne neue Leute bei veganen Stammtischen und Picknicks kennen. Oder besuche eines der deutschlandweit stattfindenden veganen Sommerfeste und lass es dir mit anderen Veganern an den zahlreichen Essensständen schmecken.

**8.** Vernachlässige deine Freunde nicht, auch wenn sie deine veränderten Ansichten nicht nachvollziehen können. In Freundschaften geht es nicht darum, sich in jedem einzelnen Aspekt zu gleichen. Genieße die Gemeinsamkeiten mit deinen Freunden und akzeptiere, dass sie nicht zur selben Zeit zu denselben Erkenntnissen gekommen sind wie du.

**9.** Wenn du eine Einladung zum Grillfest erhältst, dann informiere die Gastgeber schon vorher über deine neue Ernährungsweise. Erkläre, was du isst und was nicht mehr. Erwarte aber nicht, dass die Gastgeber deine Wünsche perfekt umsetzen können. Biete auch an, selbst vegane Grillwürstchen und Salate mitzubringen.

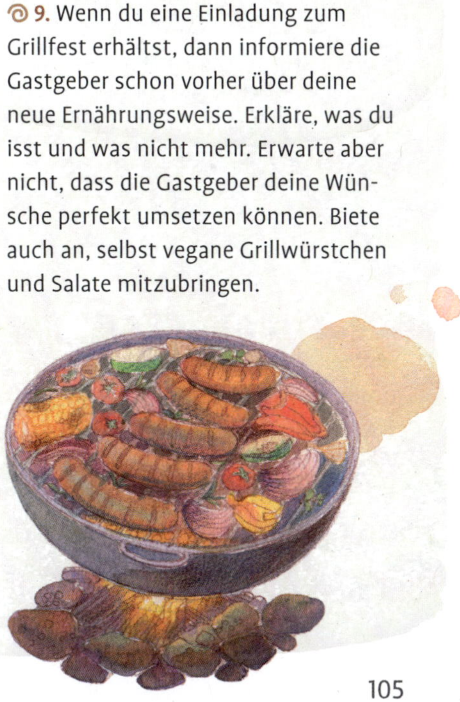

10. Vergiss nicht, dass Essen auch Spaß machen und schmecken soll! Der Einstieg in die vegane Ernährung kann herausfordernd sein. Plötzlich muss man viel öfter selbst kochen und ist mit kritischen Nährstoffen, Vitaminpräparaten und Zutatenlisten konfrontiert. Dinge, über die man sich vorher womöglich nie Gedanken gemacht hat. Anfangs rattert der Kopf also öfter und der Aufwand ist höher. Es wird mit der Zeit aber immer einfacher. Nur weil du kritische Nährstoffe & Co. im Blick behalten musst, heißt das nicht, dass du deine Mahlzeiten nur noch auf ihren Nährstoffgehalt hin analysieren sollst. Schalte auch mal deinen Kopf ab, genieße eine vegane Pizza mit deinen Freunden und hab Spaß an deiner Ernährung.

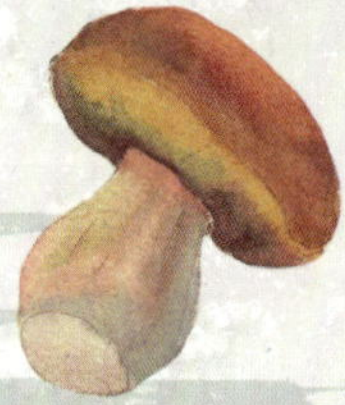

# DIE PERFEKTE VEGANE EINKAUFSLISTE FÜR DEN START

Du möchtest direkt anfangen? Dann bist du mit der folgenden Einkaufsliste perfekt gewappnet für den nächsten Supermarktbesuch. Die meisten Lebensmittel finden sich im Discounter und in größeren Lebensmittelmärkten. Ein paar Produkte sind aber nur im Bio- oder Asiamarkt (oder alternativ online) zu finden. Sie wurden dementsprechend markiert.

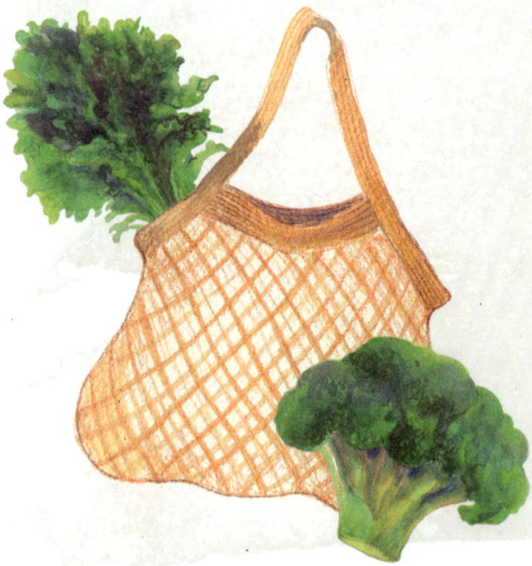

## Veggies (frisch/gefroren)

- grünes Gemüse wie z. B.: Salate, Spinat, Zucchini, Gurken, Brokkoli, Grünkohl, Rosenkohl, Spitzkohl, Chinakohl, Pak Choi, Wirsing, Lauch, Staudensellerie, grüner Spargel
- buntes Gemüse wie z. B.: Kartoffeln, Süßkartoffeln, Karotten, Tomaten, Paprika, Kürbis, Rotkohl, Blumenkohl, Chicorée, Rote Beete
- frische Hülsenfrüchte wie z. B.: Erbsen, grüne Bohnen, Zuckerschoten

- Pilze wie z. B.: Champignons/Portobello, Shiitake, Kräuterseitlinge, Steinpilze
- Zwiebeln und Knoblauch
- heimisches Obst wie z. B.: Äpfel, Birnen, Aprikosen, Pflaumen, Pfirsiche
- exotisches Obst wie z. B.: Bananen, Avocado, Orangen, Feigen, Ananas, Kiwi, Mango, Papaya, Melone, Kaki, Passionsfrucht
- Beerenobst wie z. B.: Heidel-, Him-, Erd- und Brombeeren, Trauben
- Zitronen oder Limetten
- frische Kräuter und Sprossen wie z. B.: Petersilie, Basilikum, Minze, Koriander, Kresse, Mungobohnensprossen

## Protein

- Hülsenfrüchte (in der Konserve, im Glas oder getrocknet): rote Linsen, gelbe Linsen, Berglinsen, Belugalinsen, Kichererbsen, Kidneybohnen, Pintobohnen, Adzukibohnen, Dicke Bohnen, weiße Bohnen, schwarze Bohnen, Edamame, Süßlupinen, Sojabohnen
- Tofu Natur oder Räuchertofu
- Seidentofu (Asiamarkt, Biomarkt)
- Tempeh (Asiamarkt, Biomarkt)
- Seitanfix (Biomarkt) oder Seitan (im Glas, im Kühlfach)
- getrocknete Sojaschnetzel oder Sojagranulat

## Milch-Alternativen

- Pflanzenjoghurt ungesüßt
- Pflanzendrink ungesüßt, mit Calcium angereichert
- pflanzliche Butter
- pflanzliche Sahne

## Getreideprodukte

- Vollkornbrot und Fladenbrot, Wraps oder Pitabrot
- Vollkornpasta und Reisnudeln, Glasnudeln oder Ramennudeln
- Vollkornreis wie Rundkornreis, Basmatireis oder Risottoreis
- Pasta aus Hülsenfrüchten wie z. B.: Linsenpasta, Erbsenpasta
- Frühstücksflocken wie z. B.: Haferflocken, Haferkleie, Dinkelflocken
- Pseudogetreide wie z. B.: Quinoa, Amaranth, Buchweizen
- weitere Getreideprodukte wie z. B.: Couscous, Bulgur, Graupen, Hirse, Grieß, Grünkern

## Nüsse, Samen & Co.

- Nüsse und Kerne wie z. B.: Walnüsse, Cashewnüsse, Mandeln, Haselnüsse, Pistazien, Macadamianüsse, Pinienkerne, Sonnenblumenkerne, Kürbiskerne, Paranüsse
- Samen wie z. B.: Leinsamen, Chiasamen, Hanfsamen, Sesamsaat
- Nussmus wie z. B.: Mandelmus, Erdnussmus, Cashewmus, Haselnussmus, Tahini (Sesammus)

## Zum Backen

- Gewürze wie z. B.: Ceylonzimt, Vanille, Nelken, Muskatnuss
- Kakaopulver ungesüßt

- Apfelmark
- Zucker oder Sirup wie z. B.: Dattelsirup, Agavendicksaft, Ahornsirup, Apfeldicksaft

## Zum Kochen

- Olivenöl extra virgin
- Rapsöl kaltgepresst
- Leinöl mit DHA/EPA oder Algenöl (Reformhaus)
- Kokosmilch in der Dose
- Algen wie z. B.: Nori, Dulse, Wakame (Biomarkt, Asiamarkt)
- Hefeflocken (Biomarkt)
- „Kala Namak"-Salz
- Liquid Smoke oder Geräucherte-Paprika-Pulver
- jodiertes Speisesalz mit Selenzusatz
- Gemüsebrühenpulver
- Gewürze wie z. B.: Pfeffer, Chili, Paprikapulver, Currypulver, Kreuzkümmel, Oregano, Thymian
- Senf
- Tomatenmark
- Tomatenpassata oder Dosentomaten
- Sojasoße
- Apfelessig
- veganes Pesto
- Misopaste

## Süßes & Snacks

- getrocknete Früchte wie z. B.: Datteln, Rosinen, Mangostreifen, Aprikosen
- veganer Schokoaufstrich
- Marmelade, Konfitüre oder Fruchtaufstrich
- Zartbitterschokolade oder vegane Schokolade
- vegane Müsliriegel

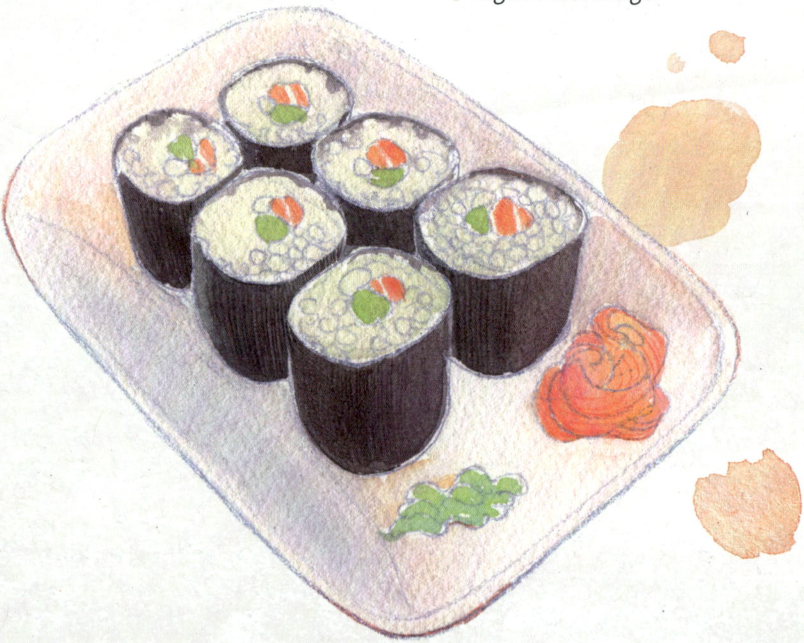

# EIN BEISPIELERNÄHRUNGSPLAN

Der dreitägige vegane Mahlzeitenplan soll dich dazu inspirieren, aus den gesunden Zutaten der Einkaufsliste etwas Leckeres zuzubereiten. Außerdem zeigt der Plan, wie drei ausgewogene vegane Tage aussehen könnten, die alle (kritischen) Nährstoffe abdecken.

| Mahlzeit | Tag 1 | Tag 2 | Tag 3 |
|---|---|---|---|
| **Frühstück** | Müsli: Haferflocken, Pflanzendrink (mit Calcium), Leinsamen, Paranuss, Nussmus, Beeren | belegtes Brot: Vollkornbrötchen, Linsenaufstrich, Karottensticks, Tomaten, Gurkensticks, Pflanzenjoghurtdip | Linsenpfannkuchen: rote Linsen, Babyspinat, Avocado, Champignons, Leinöl als Topping |
| **Mittagessen** | Salatbowl: Romanasalat, Gurke, Karotte, Paprika, Rotkohl, Räuchertofu, Kresse, Tahinidressing, Algenöl, Vollkornbrot | Miso-Ramen-Suppe: Norialgen, Seidentofu, Frühlingszwiebeln, Pak Choi, Misopaste, Mungobohnensprossen, Ramennudeln | Grünkohleintopf: Kartoffeln, Zwiebeln, Grünkohl, Seitanstreifen, Zitrone, Misopaste, Petersilie |
| **Snack** | Bananenbrot | Obstsalat, Pflanzenjoghurt | Selstar®-Apfel mit Erdnussmus |
| **Abendessen** | Linsennudeln mediterran: Linsenpasta, Brokkoli, Kirschtomaten, Zucchini, Pesto, frisches Basilikum, Noriflocken | Steinpilzrisotto: Risottoreis, Steinpilze, Champignons, Zwiebeln, Erbsen, Mandelmus, Hefeflocken, Leinöl als Topping | Sushi: Sushireis, Noriblätter, Sojasoße, Kürbis, Karotte, Gurke, süß-scharf eingelegter Tofu |
| **Getränke** | etwa 1,5 bis 2,0 l calciumhaltiges Wasser oder ungesüßten Tee | | |
| **Sonstiges** | salzen mit Jod-Selen-Salz, Vitamin B12-Supplement, täglich 30 Minuten Bewegung in der Sonne für eine ausreichende Vitamin D-Produktion | | |

# VEGAN IN DER GASTRONOMIE

Damit ein Besuch im Restaurant nicht immer nur in Salat und Pommes endet, solltest du dich vorbereiten. Rein vegane oder veganfreundliche Restaurants werden aber glücklicherweise immer häufiger. Gerade in Großstädten wird man schon bei einer schnellen Suche auf Google Maps oder in einer Restaurantfinder-App fündig.

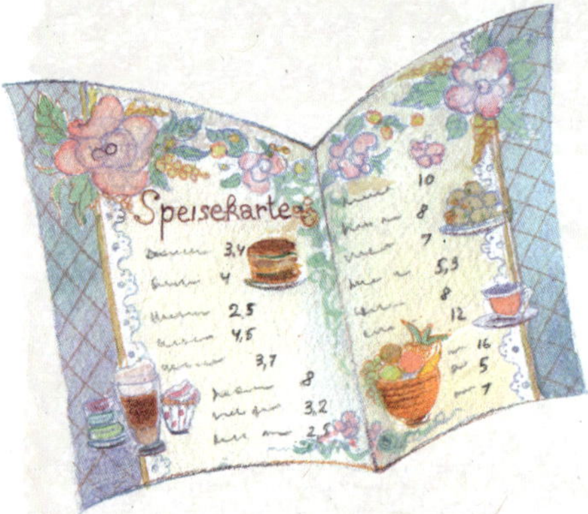


Deutschlandweite Restaurantketten haben oft eine vegane Option. Hippe Szenelokale auch. Schwieriger wird es in traditionellen deutschen Wirtschaften und kleinen Dorflokalen. Wenn man mit Mischköstlern unterwegs ist, ist ein Besuch in einem veganen Restaurant auch nicht immer möglich. In diesem Fall kannst du dich online vorab über die Speisekarte informieren. Oder du rufst im Restaurant an und fragst, ob die Küche auch vegane Gerichte bereithält. Die meisten Köche werden sich über eine Herausforderung freuen. Achtung: Nicht jede Servicekraft kennt die Bedeutung des Wortes vegan, deswegen hilft eine kurze Erklärung, was du isst und was nicht.

## DIE TOP 10 DER DEUTSCHEN STÄDTE MIT DEN MEISTEN VEGANEN/VEGETARISCHEN RESTAURANTS:

- **Platz 1:** Heidelberg
- **Platz 2:** Frankfurt am Main
- **Platz 3:** Düsseldorf
- **Platz 4:** Mainz
- **Platz 5:** Saarbrücken
- **Platz 6:** Hamburg
- **Platz 7:** Freiburg im Breisgau
- **Platz 8:** Mannheim
- **Platz 9:** Aachen
- **Platz 10:** Darmstadt

Ein spontaner Restaurantbesuch kann schon kniffeliger werden, ist aber heutzutage keine große Herausforderung mehr. Immer öfter werden pflanzen-

basierte Gerichte auf der Speisekarte mit kleinen Vegan-/Vegetarischsymbolen gekennzeichnet. Auch ein Blick in die Allergenkarte kann bereits hilfreich sein. Wenn nicht, dann lass dich von der Servicekraft beraten. Das gleiche gilt für das Bestellen bei einem Lieferservice: Wenn es keine als vegan deklarierte Optionen gibt, dann beachte die Allergenkennzeichnung. Rezepturen mit Milch, Ei, Fisch und Weich-/Krustentieren müssen gekennzeichnet werden. Im Zweifelsfall solltest du aber beim Lieferdienst anrufen, um eine Lösung zu finden. Oft reicht es, bei der Pizza einfach den Käse wegzulassen, die Pasta ohne Käse und den Salat mit Essig-Öl-Dressing zu bestellen.
Veganer haben in der Regel keine großen Wahlmöglichkeiten im mischköstlich orientierten Restaurant. Eine positive Seite kann das aber haben: Das Auswahlparadoxon besagt, dass es ohnehin schwerer fällt, sich zu entscheiden, wenn man zu viel Auswahl hat. Meist bleibt man dann lieber bei seinem Standardgericht – da bleiben kulinarische Highlights öfter mal verborgen. Weniger ist also mehr. Ein Restaurantbesuch kann so auch mal zur Überraschungstüte werden.

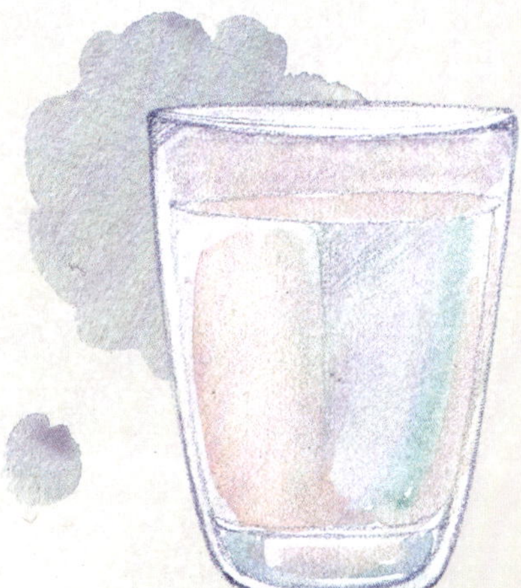

## TYPISCHE VERSTECKTE TIERISCHE ZUTATEN IN DER GASTRONOMIE:

- **asiatische Küche:** Fischsoße, Fischsud, Eier in gebratenen Reis-/Nudelgerichten, Milch in Desserts, Eier in Teigwaren
- **gutbürgerliche Küche:** Butter oder Schmalz zum Anbraten, Sahne in Soßen, Eier in Teigwaren, Rinderbrühe
- **italienische Küche:** Parmesan über der Pasta, Parmesan oder Sahne in der Soße und im Pesto, Anchovis in Dips
- **orientalische Küche:** Joghurt im Gericht oder in der Soße, Eier in Teigwaren
- **Imbiss:** tierisches Frittieröl, Eier in Teigwaren
- **Bäckerei:** Milchprodukte und Honig in Brötchen, Eier und Milchprodukte in Feingebäck, tierisches E 920 in der Teigverarbeitung
- **Nachtclubs und Bars:** Cocktails mit Sahne und Eiern, tierisch geklärter Saft und Alkohol, Sirup und Biermischgetränke mit E 120, Liköre mit Milchprodukten oder Ei, Rum und Whiskey mit Honig

# VEGAN AUF REISEN

Reisen ist schon lange keine Grund mehr, um eine Veganpause einzulegen. Mittlerweile gibt es auf der ganzen Welt vegane Hotels, Kureinrichtungen und Restaurants. Selbst im tiefsten Schwarzwald, in bergigen Skigebieten oder in der spanischen Pampa finden sich veganfreundliche Einrichtungen.

Gerade in den USA, Australien und in Asien ist veganes Essen im Trend. → Im Anhang findest du einige Lesetipps für die Suche nach deinem nächsten veganen Reiseziel.
Beim Reisen sind die größten Herausforderungen die Verständigung in fremdsprachigen Ländern und das Ausfindigmachen von veganen Lebensmitteln und Gerichten. Wer von vornherein ein veganfreundliches Reiseziel oder Hotel auswählt, macht es sich besonders leicht. Einige Airlines bieten sogar vegane Menüs im Flieger an. Aber auch die Selbstversorgung in allen anderen Ländern der Welt ist möglich. Im besten Fall wählt man hierzu eine Unterkunft mit zimmereigenem Kühlschrank aus und bedient sich dann an der pflanzlichen Auswahl der lokalen Supermärkte. Das internationale V-Label ist die beste Orientierung für vegane Lebensmittel. Ansonsten hilft Nachfragen! Für die Verständigung in fremdsprachigen Ländern gibt es Apps und Bücher oder den guten alten Googleübersetzer. Wer besonders aufgeschlossen ist, kann sich lokalen veganen Communitys anschließen, die sich über Social Media finden lassen. Kulinarisch hat die Welt eine Vielzahl an pflanzlichen Köstlichkeiten zu bieten. Das Angebot ist geprägt durch kulturelle und religiöse Einflüsse. Gerade im Buddhismus, Hinduismus und im indischen Jainismus leben viele Menschen vegetarisch, laktovegetarisch oder komplett vegan. In manchen Ländern sind pflanzliche Gerichte aufgrund mangelnder Verfügbarkeit anderer Zutaten entstanden. Viele Küchen der

## DIE TOP 10 DER VEGANFREUNDLICHSTEN STÄDTE DER WELT:

- **Platz 1:** London (Großbritannien)
- **Platz 2:** Berlin (Deutschland)
- **Platz 3:** New York City (USA)
- **Platz 4:** Melbourne (Australien)
- **Platz 5:** Singapur
- **Platz 6:** Los Angeles (USA)
- **Platz 7:** Bangkok (Thailand)
- **Platz 8:** Amsterdam (Niederlande)
- **Platz 9:** Warschau (Polen)
- **Platz 10:** Barcelona (Spanien)

Welt haben Nationalgerichte, deren Rezeptur traditionellerweise (meist) vegan ist. Hier einige Beispiele für Gerichte, die in dem jeweiligen Land oder in einem authentischen Restaurant häufig vegan sind:

- **Äthiopien:** Shiro (Kichererbsenmus), Tihlo (Gerstenbällchen), Misir Wot (Linsencurry), Injera (Fladenbrot)
- **China:** Cong You Bing (Frühlingszwiebelpfannkuchen), Jiaozi mit Gemüsefüllung (Teigtaschen), buddhistische Fastenspeise (Gemüse mit Reis)
- **Frankreich:** Artichauts vinaigrette (Artischocken mit Vinaigrette), Ratatouille (Gemüseeintopf)
- **Griechenland:** Gigantes plaki (Bohnen in Tomatensoße), Bamies (Okraschoten in Tomatensoße), Fava (Erbsendip), Domaldakia (Reis in Weinblättern), Fakes (Linsensuppe)
- **Indien:** Chana Masala (Kichererbsencurry), Dhal (Linsencurry), Gemüsebiryani (Reisgericht), Roti (Fladenbrot)
- **Israel:** Falafel (Kichererbsenbällchen), Hummus (Kichererbsenmus), Pita (Fladenbrot)
- **Italien:** Pizza Marinara (mit Tomatensoße), Penne all' Arrabbiata (Nudeln mit würziger Tomatensoße), Spaghetti al Pomodoro (mit Tomatensoße), Minestrone (Gemüsesuppe)
- **Japan:** Gyoza mit Gemüsefüllung (Teigtaschen), Misosuppe (Brühe mit Tofu und Algen), Sushi mit Gemüse/Tofu (in Algen gerollter Reis), Hiyayakko (kalter Seidentofu mit würziger Soße)
- **Korea:** Oi Muchim (pikanter Gurkensalat), Mandu mit Gemüsefüllung (Teigtaschen), Japchae ohne Fleisch (Glasnudel-Gemüse-Gericht)
- **Libanon:** Adas bi Hamod (Zitronen-Linsen-Suppe), Mujadara (Linsen mit Reis), Fattusch (Brotsalat), Taboulé (Bulgur-/Couscoussalat), Baba Ghanoush (Auberginenpüree)
- **Mexiko:** Guacamole (Avocadodip), Chili sin carne (Kidneybohnen-Mais-Chili), Tacos mit veganer Gemüsefüllung (Mais-/Weizentortilla)
- **Österreich:** Käferbohnensalat, Krautfleckerl (Nudeln mit Weißkohl)
- **Polen:** Pierogi (Teigtaschen mit Sauerkraut-/Pilzfüllung), Borschtsch (Rote-Beete-Suppe)
- **Russland:** Pelmeni mit Gemüsefüllung (Teigtaschen), Piroschki mit Gemüsefüllung (Teigtaschen), Vinegret (Rote-Beete-Salat)
- **Spanien:** Gazpacho (kalte Gemüsesuppe), Ajoblanco (kalte, weiße Brotsuppe), Pimientos de Padrón (kleine gegrillte Paprikas), Paella de Verduras (Gemüse-Reis-Pfanne), Espinacas con Garbanzos (Spinat-Kichererbsen-Eintopf)
- **Südafrika:** Chakalaka mit Brot (Gemüseeintopf mit Bohnen), Umngqusho (Maisgrieß-Bohnen-Eintopf)
- **Thailand:** Khao Niao Mamuang (Mango mit Klebreis), Pad Thai Jay (Nudel-Gemüse-Gericht), Som Tam Jay (Papayasalat)
- **Türkei:** Kisir (Bulgursalat), Çig Köfte (Bulgurbällchen), Mercimek Çorbasi (Linsensuppe)

# 4

# Vegan ohne Bullshit

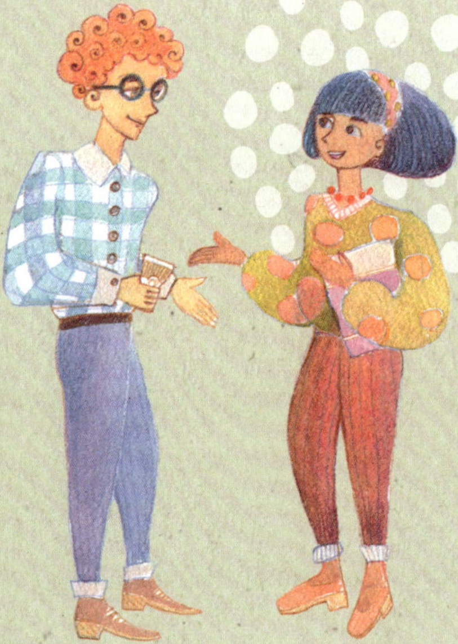

Du kennst nun die Zustände in der tierverarbeitenden Industrie, du weißt über kritische Nährstoffe Bescheid und bist im Supermarkt und auf Reisen auf alles vorbereitet. Jetzt kommt der absolute Endgegner: Die Argumente von Veganismuskritikern und das Antworten auf blöde Fragen zum Veganismus. Wir Veganer sind in der Minderheit und bewegen uns in einer mischköstlichen Welt. Zwangsläufig bekommen wir da neugierige, aber auch kritische Fragen zu unserem Lebensstil gestellt. Das letzte Kapitel soll dich bestmöglich darauf vorbereiten.

# FÜNF ANTI-VEGANISMUS-ARGUMENTE WIDERLEGT

Im Laufe des Buches wurde mit einigen Mythen und Vorurteilen gegenüber dem Veganismus aufgeräumt. Hier kommen ein paar weitere Argumente, die gerne gegen die vegane Lebensweise ins Feld geführt werden, auf den Prüfstand.

## 1. Vegane Ernährung ist zu teuer.

Ob eine Ernährungsweise teuer oder günstig ist, hängt ganz vom Einkaufsverhalten ab. Wer nur Feinkostgeschäfte besucht, wird insgesamt mehr für seine Lebensmittel ausgeben als derjenige, der im Discounter einkauft. Billigfleisch und Eier aus Käfighaltung sind günstiger als Biofleisch und Bioeier. Wer immer auswärts isst, zahlt mehr als jemand, der oft selbst kocht. Jede Ernährungsweise kann also teuer oder aber günstig sein.

GOOD TO KNOW:

### GÜNSTIG ESSEN UND EINKAUFEN

Koche viel selbst. Erstelle einen Essensplan für eine ganze Woche und kaufe nach einer Einkaufsliste ein. Lass dich beim Zusammenstellen des Plans durch Sonderangebote in den Werbeprospekten inspirieren. Nutze einen Saisonkalender. Bevorzuge regionale und saisonale Lebensmittel – sie sind meist günstiger als eingeflogene, exotische Ware. Kaufe Hülsenfrüchte im getrockneten Zustand und in Großpackungen statt in Dosen und Gläsern. Kaufe mehr günstigen Tofu und weniger teure Ersatzprodukte. Kaufe nur ausgewählte Biolebensmittel ein und ansonsten konventionell hergestellte Waren.

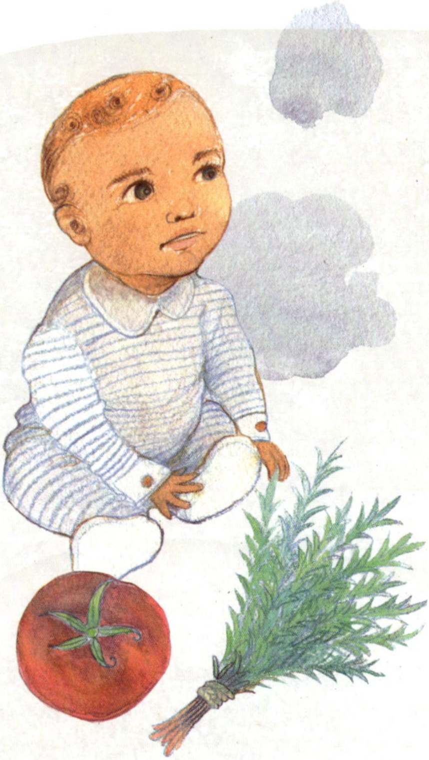

## 2. Vegane Ernährung ist nichts für Kinder und Schwangere.

Die *Deutsche Gesellschaft für Ernährung* (*DGE*) stuft eine mischköstliche Ernährung für Schwangere und Kinder als am sichersten ein. Der Grund: In unserer Gesellschaft ist eine gesunde, bedarfsdeckende Ernährung am einfachsten mit tierischen Produkten zu erreichen. So spricht die *DGE* mit ihrer Ernährungsaufklärung auch vor allem Mischköstler an. Es stimmt: Wer sich gesund vegan ernähren möchte, der hat es prinzipiell schwerer. Es gibt keine besondere vegane Ernährungsfachgesellschaft, bei der sich Veganer fundierte Informationen holen könnten. Auch sind Supermärkte und Lebensmittel nicht ideal auf die vegane Ernährung ausgerichtet. Und die Gefahr einer Mangelernährung ist für vegan lebende Schwangere und Kinder insgesamt größer. Die vegane Ernährung erfordert viel Selbstständigkeit. Sie ist nicht so idiotensicher wie andere Ernährungsweisen. Deswegen empfiehlt die DGE sie in diesen kritischen Lebensphasen nicht. Allerdings betont die *DGE* auch Folgendes: Eine vegane Ernährung kann bei Kindern und Schwangeren mit fundierten Ernährungskompetenzen und mit der Unterstützung einer Ernährungsfachkraft umgesetzt werden. Andere Fachgesellschaften wie sie, in den USA, Italien und Großbritannien, sind weniger „streng". Sie geben an, dass eine gut geplante vegane Ernährung für Kinder, Schwangere und Stillende möglich ist.

## 3. Sojaprodukte schaden der Gesundheit.

Dass unser Nahrungssoja nicht der Umwelt schadet, wurde im Buch bereits aufgegriffen – und auch für unsere Gesundheit sind Sojaprodukte nicht problematisch! Der Grund dafür, dass die in Soja enthaltenen Phytoöstrogene (Sojaisoflavone) gern als ungesund betitelt werden, ist ihre strukturelle Ähnlichkeit zu dem weiblichen Geschlechtshormon Östrogen. Bei Studien mit Nagetieren wurden negative Auswirkungen von sehr hohen Dosierungen isolierter Isoflavone festgestellt. So entstanden in der Vergangenheit die Annahmen, Sojakonsum würde zur Verweiblichung von Männern führen oder das Brustkrebsrisiko bei Frauen erhöhen. Aber wir sind keine Nagetiere und wir nehmen Isoflavone auch nicht isoliert und hoch dosiert zu uns, sondern in normalen Mengen in Form von Tofu & Co. Insgesamt zeigt die Studienlage, dass Phytoöstrogene nicht wie körpereigenes Östrogen wirken, sondern bis zu 10 000-mal schwächer. Metaanalysen bestätigen auch, dass Soja keine signifikanten Auswirkungen auf den Testosteronspiegel von Männern hat. Und sie zeigen eindeutig, dass Soja das Brustkrebsrisiko *nicht* erhöht. Die Sojabohne gehört zu den Hülsenfrüchten, wie auch Erbsen, Kidneybohnen und Lupinen. Sie ist sogar noch proteinreicher als andere Hülsenfrüchte. Ernährungsfachgesellschaften aus aller Welt empfehlen Soja als sicheres und gesundes Lebensmittel.

## 4. Menschen sind Fleischfresser und haben schon immer Fleisch gegessen.

Etwas schon immer getan zu haben, ist keine Begründung dafür, es weiterhin zu tun oder dass die Sache damit automatisch in Ordnung ist. Wir müssen ein Verhalten nicht einfach der Tradition wegen weiterführen. Traditionen dürfen und sollen immer wieder hinterfragt werden. In der Menschheitsgeschichte wurden schon immer Frauen unterdrückt. Sollten wir das der Tradition wegen so weiterführen? Natürlich nicht. Menschen sind weder reine Pflanzen- noch reine Fleischfresser. Wir sind anatomisch und physiologisch gesehen Allesfresser (Omnivoren). Weil wir so viele verschiedene Nahrungsmittel verdauen können, war es uns schon immer möglich, mit einem geringen Nahrungsangebot auszukommen und unter den unterschiedlichsten Bedingungen zu überleben. Vor etwa zwei bis drei Millionen Jahren begann der Mensch Fleisch zu essen, was bedeutend für unsere Gehirnentwicklung war. Auch die Fähigkeit, Lebensmittel zu kochen, hatte einen wichtigen Einfluss auf unsere Intelligenz. Aber nur weil Fleisch in der Menschheitsgeschichte eine bedeutende Rolle eingenommen hat, bedeutet es nicht, dass wir es in der modernen Zeit benötigen. Weil wir dank unseres Verdauungstrakts vielseitig essen können, können wir unsere Ernährungsweise ganz individuell gestalten: Wir können uns mischköstlich („von allem etwas"), vegetarisch oder auch vegan ernähren.

## 5. Die Eier der Nachbarshühner sind eine gute Alternative.

Irgendjemand hat immer einen Nachbarn, der Hühner hält. Ob gerettetes oder gekauftes Huhn, es handelt sich meist um ein Tier aus einer Qualzucht, das auf Hochleistung getrimmt wurde. Hühner legen normalerweise Eier, weil sie sich wie jedes Tier fortpflanzen möchten. Ihr Bruttrieb wurde ihnen jedoch weggezüchtet. Zuchtbedingt haben sie den Zwang, unnatürlich viele Eier zu legen. Häufiges Eierlegen ist anstrengend und zehrt die Hühner aus. Hühnern, die noch einen natürlichen Bruttrieb haben, sollten ihre Eier nicht sofort weggenommen werden. Merkt das Huhn, dass das gelegte Ei unbefruchtet ist, wird es seinen Brutplatz selbstständig verlassen. Wichtig ist auch die Intention hinter der privaten Hühnerhaltung: Wurden sie extra gekauft, um durch ihre Eier und ihr Fleisch Geld einzubringen? Oder wurden die Hühner aus der Intensivtierhaltung gerettet, damit sie nicht weiter ausgebeutet werden? Hühner können auch in Privathaltung ausgebeutet werden, trotz „besseren" Lebens in einem Garten. Eine mögliche Lösung für die geretteten Nachbarshühner: Tierärzte können ihnen einen Hormonchip einsetzen, der sie vom Legezwang befreit. Das kann die Hühner sehr entlasten. Die gelegten Eier sind übrigens sehr nährstoffreiches Futter für die Hühner selbst.

# SCHLAUE ANTWORTEN AUF BLÖDE FRAGEN VON VEGANISMUSKRITIKERN

Mach dich darauf gefasst, in den willkürlichsten Situationen eine blöde Frage an den Kopf geworfen zu bekommen. Sie werden aus reiner Neugier, aus Unwissenheit oder auch zu Provokationszwecken gestellt. Hier einige schlaue und schlagfertige Antwortmöglichkeiten für genau solche Fragen.

## Warum kaufen Veganer Ersatzprodukte, die wie tierische Lebensmittel aussehen?

„Uns stört an tierischen Lebensmitteln nicht das Aussehen oder der Geschmack, sondern dass dafür Tiere ausgebeutet wurden. Durch geschmacklich und optisch ähnliche Ersatzprodukte können wir unser Lieblingsessen auf pflanzlicher Basis genießen, ohne ethische Kompromisse eingehen zu müssen. Außerdem: Würstchen, Schnitzel und Käse sind keine natürlich gewachsenen Formen. Wir können sie aus jeder Art von Lebensmittel herstellen."

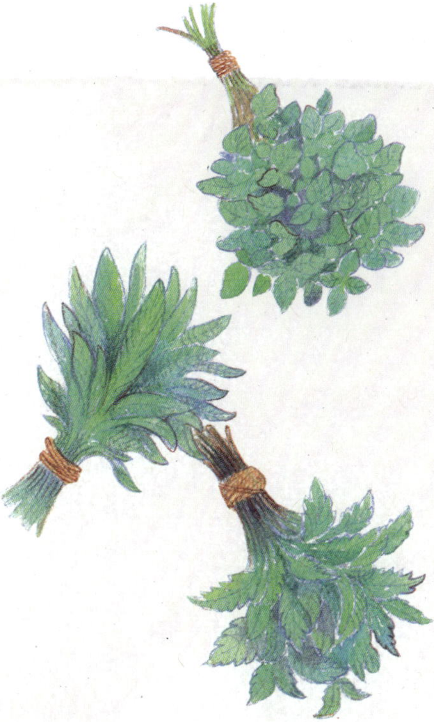

## Warum töten Veganer Pflanzen, das sind doch auch Lebewesen?

„Stimmt, Pflanzen sind Lebewesen. Sie haben jedoch kein Gehirn und damit kein Schmerzempfinden. Schmerzen werden nämlich im Gehirn, genauer gesagt im zentralen Nervensystem verarbeitet. Pflanzen haben, im Unterschied zu Tieren, kein Lebensinteresse, das wir verletzen könnten."

## Vegetarisch ist ja noch okay, aber vegan? Das ist zu radikal und extrem!

„Das stimmt, wir Veganer haben ein radikales Ziel: Wir möchten das aktuell grausame und inakzeptable Tierhaltungssystem grundlegend verändern. Gerade auch für Milch und Eier leiden und sterben Tiere massenhaft. Das ist es, was tatsächlich extrem ist. Dagegen möchten wir mit einem Konsumboykott ankämpfen."

## Ich kenne jemanden, der durch vegane Ernährung krank geworden ist!

„Schade, dass die Person eine schlechte Erfahrung mit der veganen Ernährung gemacht hat. Aber nur weil diese Ernährungsweise für eine Person nicht geklappt hat, kann man das nicht auf andere übertragen. Krankheiten und Beschwerden können durch schlechte Ernährungsgewohnheiten entstehen, egal ob der- oder diejenige sich vegan oder mischköstlich ernährt. Gerade bei der veganen Ernährung ist es wichtig, sich vorher gut zu informieren und die Mahlzeiten sorgfältig zu planen."

## Warum wollen Veganer immer missionieren und anderen ein schlechtes Gewissen einreden?

„Veganismus ist keine Religion, also können Veganer auch nicht missionieren. Wir teilen unsere ethische Überzeugung mit anderen. Meistens, weil wir danach gefragt werden. Wenn allein durch das Gespräch ein schlechtes Gewissen aufkommt, dann zeigt das doch nur, dass derjenige sein Handeln nicht mit seiner Moral vereinbaren kann."

# VEGAN OHNE FAKE NEWS

Nicht nur Veganismuskritiker machen uninformierte Aussagen oder verbreiten Fake News in der Welt. Auch viele Veganer bleiben (oft unbeabsichtigt) nicht immer bei der Wahrheit. Ganz nach dem Motto: „Ist egal, ob die Infos so stimmen. Hauptsache, wir bekommen Aufmerksamkeit für unsere wichtige Message." Der Veganismus ist ein ernstes Tierrechtsanliegen, also sollten wir es auch ernsthaft und möglichst fundiert kommunizieren.

## Vegan bedeutet tierfrei?

Es ist quasi unmöglich, etwas zu konsumieren, was keine toten Tiere enthält oder mithilfe von Tieren hergestellt wurde. Bei der Ernte von Pflanzen können Insekten oder deren Larven in die Verarbeitung gelangen. Sie landen dann in unserem Brot, in der Tomatensoße oder in der Marmelade. Ein gutes Beispiel ist auch die Feige: Die Früchte werden durch Wespen bestäubt, die im Inneren der Feige unweigerlich sterben und sich zersetzen. Die Feige kann nur existieren, weil sich eine Wespe zur Bestäubung hineingesetzt hat. Es kam also ein Tier zum Einsatz, und das ist dabei sogar gestorben. Ob die Feige trotzdem vegan ist, kann man sich durch eine Frage selbst beantworten: Wurde die Wespe von uns Menschen aktiv eingesetzt und ungerecht ausgebeutet? Nein. Die Feigenwespe entscheidet sich selbstständig für die Bestäubung. Sie wird nicht von Menschenhand dazu gezwungen. Gleiches gilt in den meisten Fällen für die Bienenbestäubung. Ohne Bienen kein Gemüse, kein Obst, keine Hülsenfrüchte und so weiter.

## Menschen sind die einzige Spezies, die Milch von einer anderen trinken?

Zahlreiche Fotos und Videos im Internet beweisen das Gegenteil. Immer wieder sieht man Katzen, Ferkel oder auch ältere Schweine, die auf dem Bauernhof freiwillig direkt am Euter einer Kuh, also an einer anderen Spezies trinken. Ferkel werden nach dem Entfernen von der Muttersau sogar übergangsweise mit kuhmilchhaltigem Futter versorgt. Auch Zootiere wie Affen bekommen Kuhmilchprodukte. Wir verfüttern Lebensmittel und Futter mit Kuhmilch freiwillig an unsere Haustiere. Wir sind also nicht die einzige Spezies, die Kuhmilch trinkt.
Im Erwachsenenalter vertragen wir Menschen und andere Säugetiere die Laktose in der Milch nicht mehr gut, weil wir weniger vom benötigten Enzym Laktase produzieren. Die

genetische Mutation, Laktose auch im Erwachsenenalter in höheren Mengen zu vertragen, hat sich in Teilen der menschlichen Weltbevölkerung durchgesetzt. So auch bei erwachsenen Tieren: Sie können kleine bis größere Mengen Milch vertragen.
Kuhmilch boykottieren wir nicht deshalb, weil es unnatürlich wäre, sie zu trinken. Sondern weil wir Tiere nicht für ein Produkt ausbeuten möchten, das wir nicht zum Überleben brauchen.

## Wer Tiere liebt, sollte sie nicht essen?

Es gibt keine spezifische Anforderung dafür, welche emotionale Beziehung Veganer zu Tieren haben müssen. Sie müssen nicht automatisch alle Tiere lieben. Manche Tiere, wie beispielsweise Insekten und Spinnentiere werden von einigen sogar als abstoßend empfunden. Liebe ist keine Voraussetzung, um sich für Gerechtigkeit einzusetzen. Andersherum müssen wir akzeptieren, dass jemand Tierliebe empfindet und trotzdem Tierprodukte isst. Auch wenn das uns Veganern nicht konsequent erscheint. Liebe ist subjektiv – sie wird von jedem Menschen anders empfunden und interpretiert.

## Vegane Ernährung ist kein Verzicht?

Die Umstellung auf vegan erfordert, dass wir uns mehr mit Lebensmitteln auseinandersetzen. Wir essen dann oft neue Lebensmittel, von denen wir vorher nie gehört haben. Es wirkt, als hätte sich das kulinarische Spektrum plötzlich erweitert. Aber genauso verringert es sich auch. Wir verzichten aktiv auf die Lebensmittelgruppen Fleisch, Fisch, Ei und Milch. Damit fällt ein riesiger Teil des Supermarktangebots weg. Wir verzichten auch auf den Genuss und den Geschmack von Tierprodukten. Die neu entdeckten pflanzlichen Produkte standen uns als Mischköstler schon immer zur Verfügung.

Vegane Ernährung ist also
ein aktiver Verzicht,
ein rational begründeter Boykott für Gerechtigkeit, die nicht bei Tieren aufhört.

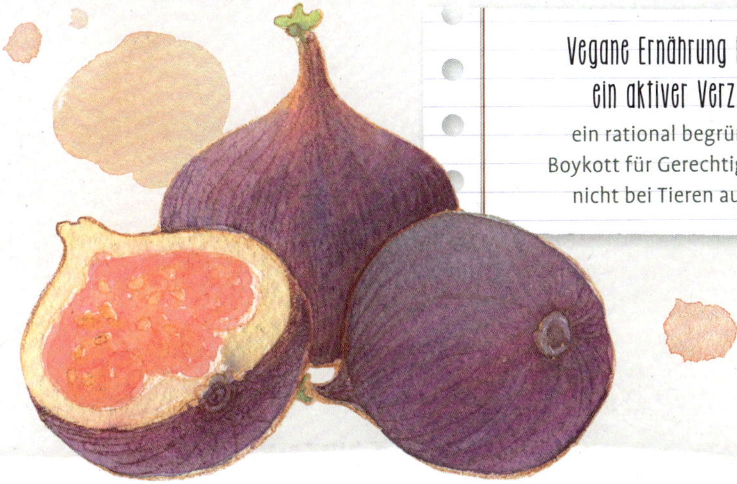

# Service

# HILFREICHE WEBLINKS UND APPS

## Einkaufsguides und Produktdatenbanken

**Der vegane Einkaufsguide (PETA Deutschland):** In der kostenlosen App kannst du dich über das vegane Sortiment aller bekannten Supermarkt- und Drogerieketten informieren. Neben Lebensmitteln findest du dort auch vegane Tiernahrung und Drogerieartikel. Du kannst nach Märkten und Kategorien filtern oder nach bestimmten Produkten suchen.

**Ethikguide.org/einkaufsfuehrer:** In diesem Online-Einkaufsführer findest du Tipps für Marken veganer Lebensmittel, Drogerieartikel, Kleidung und Möbel.

**Open Food Facts, Produktscanner-App:** Mit dieser kostenlosen App kannst du vor dem Supermarktregal ganz easy den Barcode eines Produkts scannen und überprüfen, ob es vegan ist.

**Tierversuchsfrei.peta-approved.de:** Hier findest du Listen mit Firmen, die keine Tierversuche durchführen. Du kannst die Suchfunktion nutzen, um nach bestimmten Firmen zu filtern.

**Barnivore.com:** Eine gut gefüllte Datenbank, um vegane alkoholhaltige Getränke wie Bier, Wein, Liköre und andere zu finden.

## Restaurantguides

**Happy Cow App:** Die App zeigt dir alle veganfreundlichen Gastronomien und Supermärkte in deiner Nähe an, egal, wo auf der Welt du dich gerade befindest. Mit vielfältigen, praktischen Suchfiltern. Die Vollversion ist kostenpflichtig.

**Vanilla Bean App:** Ähnlich wie Happy Cow. Hier ist die Nutzerfreundlichkeit etwas höher und die App ist komplett kostenlos. Probiere aus, mit welcher der beiden Apps du besser klarkommst.

**Love-veggie.com:** Deutschsprachige Plattform, die dir anhand deiner Suchkriterien vegane Restaurants anzeigt. Du kannst unter anderem nach deiner Stadt und der Art der Küche filtern.

## Vegan Reisen

**Vegan-welcome.com/de:** Auf dieser Website kannst du es dir schon vor einer Reise einfach machen und veganfreundliche Hotels auf der ganzen Welt finden.

**Vegvisits.com:** Falls du nicht auf Hotelreisen stehst, findest du hier veganfreundliche „Airbnbs“ und lernst gleichzeitig vegane Locals kennen.

**Veganaufreisen.de:** Lust auf vegane Foodtouren, Kochkurse und Aktivreisen? Hier findest du weltweit vegane Abenteuer.

**Vegtravelbuddies.com:** Über die Plattform findest du einen netten veganen Reisepartner oder kannst dich mit Locals zusammenschließen.

**Vegantravel.com:** Lerne von den Erfahrungen anderer! Auf dieser Website gibt es viele Travelguides von veganen Reisenden auf der ganzen Welt.

**Thenomadicvegan.com:** Die Blogbetreiberin Wendy war fast schon an jedem Ort der Welt. Sie teilt ihre Erfahrungen als Veganerin in fremden Ländern in ausführlichen Blogartikeln.

**V Cards Vegan Abroad App:** Falls du Sprachschwierigkeiten im Ausland hast – diese kostenlose App zeigt dir auf jeder Sprache die wichtigsten Standardsätze, damit du dich im Vegandschungel zurechtfindest.

**Buch:** Hougée, E. (2016): **Vegan Monkey. Your Vegan Travel Assistant.** tradition Verlag, Ahrensburg: Damit kannst du deine Ernährungsvorlieben in fremdsprachigen Ländern auch ohne Worte kommunizieren.

**Buch: Vegan unterwegs** (2020). Das Handbuch für nachhaltiges Reisen. Lonely Planet, Bruckmann Verlag, München: Ein hilfreiches Buch mit vielen Tipps rund um das vegane Reisen.

## Vegan für Einsteiger

**Veganuary.com/de:** Jedes Jahr im „Veganuary“ (veganer Januar) bietet sich die perfekte Chance, um mal in das vegane Leben reinzuschnuppern. Innerhalb der 31-tägigen Challenge erhältst du täglich eine hilfreiche und motivierende E-Mail rund um vegane Themen.

**Veganstart.de:** Ganz unabhängig vom aktuellen Monat kannst du an einer 30-tägigen Vegan-Challenge per App oder E-Mail teilnehmen.

## Vegane Rezepte

Leckere Basic-Rezepte von Nina
findest du im Netz unter
**www.ulmer.de/how-to-vegan**

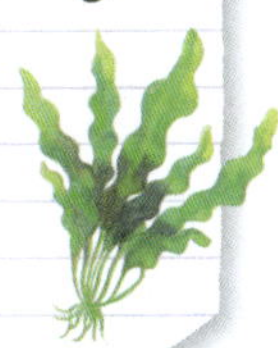

**Proveg.com/de/ernaehrung/vegane-rezepte:** Du findest hier vielfältige vegane Rezeptideen und kannst nach deinen Vorlieben filtern.

**Zuckerjagdwurst.com/de:** Es gibt nichts, was Isa und Julia aus Berlin nicht schon veganisiert haben. Auf ihrem Blog teilen sie ihre genialen Rezepte, von gesund bis Comfort Food.

**Veganewunder.de:** Der vegane Hobbykoch Chris Washington postet seine kreativen Rezeptideen auf diesem Blog und auf fast allen Social-Media-Plattformen.

**Eat-this.org:** Einer der bekanntesten Blogs für veganes Essen. Nutzerfreundliche Website mit raffinierten Rezepten.

## Koch- und Backliteratur

Andreas, A. (2020): **Vegan! Das Goldene von GU.** GU Verlag, München.

Borst, M. (2021): **Vegane Lieblingskuchen.** Hölker Verlag, Münster.

Flohr, A. (2022): **Vegan Ocean: Maritime Küche.** Becker Joest Volk Verlag, Hilden.

Lundström, R. (2020): **Asia vegan.** Christian Verlag, München.

Moschinski, B. (2023): **Vegan Kochen und Backen: Nachhaltig & günstig.** Südwest Verlag, München.

Steuer, N. (2020): **Einfach vegantastisch backen.** Härter Verlag, Reutlingen.

## Tierethik & Co.

**Tierethik-veganismus.de:** Ein Blog rund um Tierethik und die philosophischen Grundlagen des Veganismus. Erfrischend kritisch und faktenbasiert.

**Selbst-kritisch-vegan.de:** Der Verein setzt sich für faktisch korrekten, redlichen Veganismus ein. Auf dem gleichnamigen Discordserver können sich Mitglieder und Interessierte über alle möglichen veganen Themen austauschen.

**Tierversuche-verstehen.de:** Diese Wissenschaftsorganisation informiert faktenbasiert und transparent über die Notwendigkeit von Tierversuchen und Alternativmethoden.

**Wen-du-traegst.de:** Hier findest du Informationen rund um das Thema Pelz.

## Filme und Videos

**Dominion** (2018): Der Dokumentarfilm ist einer der wichtigsten zum Thema Tierausbeutung. Andere bekannte vegane Dokumentarfilme beinhalten Fehlinformationen.

**Youtube.com/@sokotierschutz:** Der Tierrechtsverein teilt erschreckende Enthüllungen aus Tierhaltungsanlagen.

**Youtube.com/@DerArtgenosse:** In kurzen Videos teilt der Kanal seine philosophischen Ansichten zum Veganismus und deckt anti-vegane Argumente auf.

**Youtube.com/@UnnaturalVegan:** Auf dem englischsprachigen Youtubekanal der amerikanischen Content-Creatorin Swayze finden sich ernste, aber auch humorvolle Videos zum Veganismus.

## Ernährungsberatung und Ernährungsinformationen

**Qualifizierte Ernährungsfachkräfte in deiner Nähe finden:**

- **Vdoe.de/beruf/vdoe-expertensuche:** Ernährungsfachkräfte vom Berufsverband Ökotrophologie
- **Vdd.de/diaetassistenten-suche:** Verband der Diätassistenten
- **Vfed.de/de/fachkräfte-suche/fachkräfte-suche:** Verband für Ernährung und Diätetik

- **Dge.de/service/ernaehrungsberater-dge:** Ernährungsfachkräfte der Deutschen Gesellschaft für Ernährung
- **Quetheb.de/expertenpool:** Deutsche Gesellschaft der qualifizierten Ernährungstherapeuten und Ernährungsberater

**Klartext-nahrungsergaenzung.de:** Hier gibt es fundierte und verständliche Informationen rund um Nahrungsergänzungsmittel.

**Pflanzlichgesund.de:** Mein Blog rund um (veganes) Ernährungswissen und Ernährungsmythen.

# WEITERFÜHRENDE LITERATUR


Keller, M. / Gätjen, E. (2017): **Vegane Ernährung: Schwangerschaft, Stillzeit und Beikost.** Verlag Eugen Ulmer, Stuttgart.

Keller, M. / Gätjen, E. (2024): **Vegane Kinderernährung: Gut versorgt in jeder Altersstufe.** Verlag Eugen Ulmer, Stuttgart.

Keller, M. / Saberksy, A. (2022): **Öfter mal die Sau rauslassen. Wie wir mit pflanzenbasierter Ernährung ganz entspannt gesünder leben und das Klima retten.** Verlag Eugen Ulmer, Stuttgart.

Leitzmann, C. / Keller, M. (2020): **Vegetarische und Vegane Ernährung.** utb Verlag, Stuttgart.

Machner, D. (2023): **Pflanzenbasierte Ernährung im Sport.** utb Verlag, Stuttgart.

Schmitz, F. (2022): **Tierethik. Kurz + verständlich.** Compassion Media Verlag, Münster.


# ÜBER DIE AUTORIN

**Nina Tamara Schneider** hat Ernährungswissenschaften studiert und ernährt sich seit 2012 aus ethischen Gründen vegan. Auf ihrem Blog „Pflanzlich Gesund" (www.pflanzlichgesund.de) und ihrer Instagramseite (@pflanzlichgesund) deckt sie Ernährungsmythen auf und liefert ihren Followern in leicht lesbaren Texten fundiertes Ernährungswissen. Nina verbrachte viele Jahre in der Hafenstadt Hamburg, bevor sie sich mit ihrem Ehemann und ihrem Hund Rio im Schwarzwald niedergelassen hat.

# REGISTER

## Die Quellen

zu diesem Buch findest du unter www.ulmer.de/how-to-vegan

**Bildnachweise:**

Alle Zeichnungen, die im Folgenden nicht aufgeführt werden, stammen von Kateryna Manko.

Die Abbildung der Gießener veganen Lebensmittelpyramide auf Seite 47 stammt aus dem Buch „Vegetarische und vegane Ernährung“ (4. Aufl. 2020) von Claus Leitzmann und Markus Keller.

Autorin und Verlag danken den folgenden Einrichtungen für die Genehmigung der Verwendung der genannten Zeichnungen und Symbole auf Seite 76:

- V-Label
- Vegan-Blume
- EcoVeg

Die in diesem Buch enthaltenen Empfehlungen und Angaben sind von der Autorin mit größter Sorgfalt zusammengestellt und geprüft worden. Eine Garantie für die Richtigkeit der Angaben kann aber nicht gegeben werden. Autorin und Verlag übernehmen keine Haftung für Schäden und Unfälle. Bitte setzen Sie bei der Anwendung der in diesem Buch enthaltenen Empfehlungen Ihr persönliches Urteilsvermögen ein.
Der Verlag Eugen Ulmer ist nicht verantwortlich für die Inhalte der im Buch genannten Websites.

**Anmerkung zur Schreibweise (Gendering):**
Gendergerechtigkeit und Inklusion sind bei uns gelebte Praxis – bei der Auswahl unserer Themen, bei der Recherchearbeit, in der Gestaltung. Unsere Texte meinen alle.

**Bibliografische Information der Deutschen Nationalbibliothek**
Die Deutsche Nationalbibliothek verzeichnet diese Publikation in der Deutschen Nationalbibliografie; detaillierte bibliografische Daten sind im Internet über http://dnb.d-nb.de abrufbar.


Wollgrasweg 41
70599 Stuttgart (Hohenheim)
E-Mail: info@ulmer.de
Internet: www.ulmer.de

Konzept und Projektleitung:
Jennifer Zajonz
Lektorat: Melanie Kattanek
Herstellung: Silke Reuter
Umschlaggestaltung:
siegel konzeption | gestaltung, Stuttgart
Layout und Satz:
Antje Warnecke, nordendesign.de
Reproduktion: time:ray, Jettingen
Druck und Bindung:
Westermann Druck, Zwickau
Printed in Germany
Gedruckt auf zertifiziertem Blauer-Engel-Papier

FSC
www.fsc.org
RECYCLED
Papier aus Recyclingmaterial
FSC® C110508

**ISBN 978-3-8186-2079-0**